肥胖病知识读本

·········· 主编　宰军华　孟长海 ··········

河南科学技术出版社

·郑州·

内容提要

本书立足于专业角度,从大众视角对肥胖病学知识进行了较为全面的介绍,其中主要包括肥胖病概述、肥胖病的影响和危害、肥胖病的病因与发病机制、肥胖病的临床表现、肥胖病治疗方式与评价、中医对肥胖病的认识与治疗方法等。该书对于医务工作者、医学生和社会群众认识肥胖病、防治肥胖病等都有较好的参考价值。

图书在版编目(CIP)数据

肥胖病知识读本/宰军华,孟长海主编 . —郑州:河南科学技术出版社,2013.11

ISBN 978 - 7 - 5349 - 6476 - 3

Ⅰ.①肥… Ⅱ.①宰… ②孟… Ⅲ.①肥胖病 - 诊疗 Ⅳ.①R589.2

中国版本图书馆 CIP 数据核字(2013)第 182114 号

出版发行:河南科学技术出版社

　　　地址:郑州市经五路 66 号　　邮编:450002

　　　电话:(0371)65788613　65788629

　　　网址:www.hnstp.cn

策划编辑:邓　为

责任编辑:邓　为

责任校对:柯　姣

封面设计:苏　真

版式设计:李松涛

责任印制:朱　飞

印　　刷:河南写意印刷包装有限公司

经　　销:全国新华书店

幅面尺寸:170mm×240mm　　**印张**:12　　　**字数**:200 千字

版　　次:2013 年 11 月第 1 版　　2013 年 11 月第 1 次印刷

定　　价:25.00 元

《肥胖病知识读本》
编 委 会

主　编　宰军华　孟长海
副主编　代雪娜　王治英　李松伟
编　委　（按姓氏拼音排序）

程　璐　代雪娜　杜非洲　郭艳青

金小琴　李　桓　李松伟　李　艳

路玲玲　孟长海　乔　睿　孙利军

王治英　宰军华　宰炎冰　查艺军

张莎莎　张　原　朱亚楠

P自　序
R<small>EFACE</small>

　　英国伦敦大学斯蒂芬·布卢姆教授说过:"如果我们能够控制住目前的肥胖病发展趋势,那将是公共健康事业的一项重要成就。"肥胖病,如今已经成为了一个全球关注的热点问题。

　　爱美之心人皆有之,古往今来,概莫能外。作为女人,谁不希望拥有美丽动人的曲线?作为男人,也都希望大吃大喝、尝遍天下美味而没有恼人的将军肚。肥胖与美是冤家。尽管古时候,也有过以肥为美的记载,然而,这不过是浩瀚历史的一小段有趣的故事而已。大众审美观告诉我们,肥胖不决定美,但影响着美。也正因为此,有了大众审美的改变,便有了为审美而做出的努力,而这就演化成了人类历史上的一个必经的、几乎贯穿始终的肥胖与抵抗肥胖的斗争。

　　在人类社会伴随着战争、饥荒的大面积消除,虽然也有食不果腹的地区和难民,但总体来讲人类已经进入了和平与发展的时代,物质生活水平在不断地提高。食品的高能化、物品的多样化、社会的竞争化、运动的缺乏化,等等,导致了社会突然之间变成了一个生产脂肪的"大车间",肥胖发生率不断攀升。肥胖发病率的与日俱增,引起了许多医学家和社会学家的担心,伴随而来的就是对肥胖的关注。大量的医学实践和调查研究证明,肥胖与高血压、血脂异常、糖尿病、结石症、肿瘤等多种疾病密切相关,严重危害着人们的身心健康,肥胖已经成为当前人类的公敌。

　　1997年,肥胖在经历了各种称谓之后,世界卫生组织(WHO)最终将肥胖定性为一种疾病。消除肥胖、减肥保健,不仅仅成为社会普通群众关注的热点而存在,更多的是作为医务工作者的重要研究课题而存在。热点促成了新的研究课题，也促成了减肥市场的形成。很多人包括一些医务工作者不能够正确掌握肥胖病的基础知识，从而不能够采用科学的减肥方法，反而损害身体健康。

因此，对于肥胖病的研究必须用科学的方法来加以规范，加强肥胖病理论知识的普及，让更多的人了解肥胖病的来龙去脉，从而采取科学的方法对抗肥胖病，控制肥胖病。正是在这样的情况下，一群热心于肥胖病学研究的中医、西医学者进行了多年的临床和实验研究，从 20 世纪末迄今，作为医务工作者，我们也在工作中对肥胖病进行了长时间的关注，并通过临床、实验研究和教学等途径对肥胖病的认识逐渐提升。我们发现，肥胖病是一个热门话题，国内外也进行了不少的研究，并且也出版了不少的著作，但至今国内外对于肥胖病的研究并没有成熟的范式，需要医务工作者、科研工作者不断地研究和探索。

减肥是一个大的市场，蕴含着无穷的商机，各种减肥方式良莠不齐、鱼目混珠，给医学工作带来了新的研究课题，必须从科学的角度培养真正的减肥人才，开展正规的科学普及，让肥胖病患者能够正确对待肥胖，科学饮食，保持身体健康。为此，我们特编写了《肥胖病知识读本》，本读本在编写的过程中，立足实际，既有自身临床、科研工作的体会，又有对当今肥胖病研究的最新成果尤其是一些知名学者著作的借鉴、吸收，旨在使本书介绍的减肥知识与理论逐步完善。但毕竟知识水平有限，难免不及全面、遗漏错缺，尚需读者谅解并提出宝贵意见。

河南中医学院教授、主任医师、硕士生导师

宰军华

2013 年 1 月

P 绪 言
REFACE

据香港凤凰卫视报道,我国知名艺人"肥肥"——沈殿霞于 2008 年 2 月 19 日早上 8 时 38 分在香港玛丽医院去世,享年 60 岁。据称,沈殿霞 2005 年被查出罹患胰腺癌,其后接受肝肿瘤切除手术。沈殿霞之前就因为身体不适,入院休养,数度转进重症监护室。综合早前香港媒体的报道,患有胆管炎的沈殿霞,2006 年 9 月因胆管手术后出现并发症,曾一度在玛丽医院留医 50 天,2007 年她曾经昏迷,送玛丽医院。肥姐(沈殿霞)每天都要接受透析治疗,病情时好时坏,有时候还会神志不清,以至于最后不治。

许多医学专家认为,肥胖是造成开心果"肥肥"(沈殿霞)离开人世的罪恶杀手。回顾近年来,一些明星仓促离世,人们在痛惜伤感之余,总是会考虑到一个共性的问题:就是他(她)们的体态肥胖的问题。医学研究表明,肥胖是很多疾病诸如心脑血管病、肝系统疾病、肿瘤病变等的诱发因素。而现实中这些明星的悲惨离世,也许就是一种警示。

超重和肥胖已成为威胁人类生命健康的一大杀手,并已成为一个不容忽视的公共卫生问题。据人民网 2005 年 9 月 27 日报道,2005 年 9 月世界卫生组织在"世界心脏日"特别以"健康的体重、健康的形体"为主题开展了系列活动。在其发布的报道中称,全球 64.5 亿人中,超重者人数已超过 10 亿,其中至少有 3 亿人临床上诊断为肥胖病,并把肥胖病列为影响人类健康的十大主要危险因素之一。如不加控制,到 2015 年,全球超重人口将达到 15 亿。肥胖病已经成为一个让全世界人们的第一次暴发心脏病的平均年龄降低了 4~8 年的疾病。时间所剩不多,到时肥胖会是什么情况?

据"美国中文网"2010 年 1 月 13 日编译材料显示,美国成年人肥胖比例占

34%,超重占68%,肥胖儿童比例增长3倍,达到17%。据路透社2010年1月29日报道,美国公共卫生署署长(Surgeon General)本杰明(Regina Benjamin)借助第一夫人米歇尔·奥巴马的影响力,推出了一项反肥胖倡议活动,呼吁美国人进行减肥运动。美国总统奥巴马2010年1月9日签署行政备忘录,成立由第一夫人米歇尔·奥巴马牵头的特别工作组,应对日益严峻的儿童肥胖问题。美国卫生与公共服务部部长西贝柳斯(Kathleen Sebelius)表示,奥巴马政府在经济刺激计划中有6.5亿美元会投资于针对肥胖与戒烟的健康与疾病预防项目上。

据《信息时报》2009年9月16日报道,英国的成年肥胖人口数量在过去25年中几乎翻了4番,使英国一跃成为世界上第二肥胖的国家,仅次于美国。而每年因肥胖及其并发症死亡的多达9 000余人,造成直接经济损失10亿英镑。据新华社伦敦2009年1月2日专电,英国负责公共健康的国务大臣道恩·普里马罗洛表示,需要以一种前所未有的方式来应对肥胖问题。这场名为"为生命改变"的运动旨在宣传肥胖对健康造成的严重后果,并敦促公众改变生活方式。英国前首相戈登·布朗2007年10月15日说,政府将追加1亿英镑(约合2亿美元)开支,增加国内中小学的各类体育运动设施,希望通过加强儿童自身锻炼应对日益严重的儿童肥胖问题。

据经济合作与发展组织2009年11月末公布的统计,2001年德国15岁女孩中身材肥胖者的比例为5.5%,2006年这个比例已经达到了11%。德国男孩的肥胖比例也在同期从13.7%增长到16%。德国女孩的肥胖比例将超过经济合作与发展组织国家10.1%的平均比例,肥胖男孩则略低于平均比例(17.2%)。据《柏林报》报道,德国联邦议会通过了农业部长霍斯特·泽霍费尔(基民盟)与卫生部长乌拉·施密特(社民党)联合起草的解决肥胖问题行动计划。该计划的目标是减少肥胖人口数量和防治因肥胖引起的各种疾病,希望到2020年能取得明显的成效。联邦政府每年将投入1 000万欧元用于解决肥胖问题。行动内容包括在学校和幼儿园中普及营养学知识,简化食品标签,推动全民健身运动,等等。

在意大利、法国、芬兰、俄罗斯、日本、巴西、澳大利亚、科威特等国家,肥胖病也有类似的情况,并呈现低龄化趋势。

我国肥胖病的流行病学研究起步较晚。1986年开展的第一次全国0~7岁城市儿童单纯性肥胖病流行学研究,结果表明,全国肥胖儿童平均检出率为

0.91%,1996年为2.0%,呈逐年攀升的趋势。1986年男童肥胖检出率为0.93%,女童为0.90%;1996年男童检出率为2.20%,女童为1.90%。10年之间分别升高了1.37倍和1.11倍。

2005年"中国学生营养与健康论坛"公布了最新的儿童肥胖率统计数字。中国儿童的肥胖率达到8.1%,比10年前翻了一番。女孩肥胖现象比男孩更严重,10年间,女孩肥胖率从7.6%上升到10%,而男孩肥胖率从2.7%增长到5.2%。2009年中国学生营养与健康促进会调查显示:中国超重肥胖儿童和少年已经达到1 200万人,占到世界"胖孩儿"总数的1/13。

教育部从2002年开始,在北京、内蒙古、辽宁、黑龙江、江苏、福建、河南、湖北、湖南、广东、云南、重庆、甘肃、新疆14个省(市、区)建立了全国学生体质健康监测网络,每两年对我国学生健康状况进行一次监测并发布公告。2004年进行的第二次监测结果反映中国学生体质发展趋势很不乐观。超重及肥胖学生明显增多已成为重要的健康问题。

2002年监测结果显示:学生中的肥胖检出率,在2000年比1995年上升的基础上,继续上升。其中,7~18岁城市男生由1995年的3.98%上升为2000年的8.86%和2002年的11.50%;城市女生由1995年的3.46%上升为2000年的5.60%和2002年的7.74%;乡村男生由1995年的0.9%上升为2000年的2.74%和2002年的4.48%;乡村女生由1995年的1.97%上升为2000年的2.43%和2002年的4.27%。7~12岁小学生是肥胖检出率最高的人群,男生在10~12岁年龄段最高,女生在13~15岁年龄段最高,尤其是城市男生,肥胖检出率上升最快,其中10~12岁由1995年的6.05%之间上升到2000年的11.68%和2002年14.46%。据2005年5月7日发布的2004年监测结果显示,60%左右的年龄组超重及肥胖检出率有所上升,其中10~12岁城市男生平均上升了1.17%,达15.97%。

2002年8~12月,在全国首次进行中国居民营养与健康状况调查工作,这次调查是国内首次将营养、高血压及糖尿病流行病学调查作为一项综合调查项目,也是我国首次对肥胖患病状况进行调查。调查覆盖31个省、自治区、直辖市。2004年10月12日,卫生部、中国疾病防控中心等机构最终报告显示,我国成人超重率为22.8%,肥胖率为7.1%,现有超重和肥胖人数分别为2亿和6 000多万。大城市超重与肥胖情况更加突出,成人超重率与肥胖率分别高达30%和12.3%,儿童肥胖率已达8.1%。与10年前相比,我国成人超重率上升 39% , 肥胖率上升 97% 。日常生活中,我们已经能够明显感觉到,胖人在不断地增加。

2012 年 5 月 8 日中国卫生部、教育部等 15 个部门联合出台了《中国慢性病防治工作规划 (2012—2015 年)》,正式将控制肥胖列入官方规划,计划到 2015 年,中国成人的肥胖率控制在 12% 以内,儿童青少年不超过 8% ,经常参加体育锻炼的人数比例达到 32% 以上。而目前,据专家称,中国已有 1.2 亿人被列入肥胖者行列。

肥胖、肥胖病及相关性疾病蔓延已经成为一个全球性严峻的现实性问题,成为一个亟待解决的课题摆在了医务人员的面前。

目 录 CONTENTS

第一章 肥胖病概述

第一节　肥胖病简述

一、肥胖病的概念

肥胖病是因机体肥胖而导致的一种疾病,是由于遗传、环境等各种复杂因素引起的一系列进食调控和能量代谢紊乱,使体内热量摄入大于消耗,能量失衡,体内脂肪积聚过多或体重超常所致的一种常见的营养代谢性疾病。

研究认为,肥胖是引起高血压、冠心病、2型糖尿病、血脂异常、呼吸睡眠暂停综合征、胆囊炎、胆石症、骨关节病及某些癌症的重要诱因和共同的病理基础。因此从这个概念上讲,肥胖病是一种多因素影响的疾病,可引起内分泌、心血管、呼吸等学科相关性疾病,临床上可能分属于不同的学科研究领域。

文献资料中经常可以看到"肥胖""肥胖症""肥胖病""恶性肥胖"的概念。按照国际疾病标准分类定名为"肥胖病"。因为至今肥胖病因并没有明确,也称之为"肥胖症"。事实上,根据肥胖的危害性及相对独立的发病情况,我们认为以肥胖病称谓更为合适。

本病相当于中医学中的"肥人""肥满"等范畴,是由于先天禀赋因素、过食肥甘,以及久卧久坐、少劳、情志因素等引起的以气虚痰湿偏盛为主,体重超过标准体重的20%以上,并伴有头晕乏力、神疲懒言、少动气短等症状的一类病症。

二、肥胖病研究概况

人类对肥胖的认识很早。《黄帝内经》就指出："此人必数食甘美而多肥也，肥者令人内热，甘者令人中满，故其气上溢，转为消渴。"不仅认识了肥胖病，并且阐述了与糖尿病（消渴）之间的关系；西方医圣希波克拉底观察认为："突然死亡这种情况，往往胖子比瘦子更多见。"

对于肥胖病的明确认识最早可追溯到 19 世纪末，但是对肥胖的临床重要性、严峻性、危害性问题并没有引起足够的重视，人们并不认为肥胖是一种疾病。长期以来，中国人对肥胖虽有一定的认识，但是并不认为肥胖就是不好的现象。相反在一段时间内，以肥为美，以肥为贵。在近代社会也有这样的情形，尤其是在战争和饥荒年代，与贫苦农民、下层人比较起来，肥胖往往也是一种尊贵、富裕的身份象征。

然而，这种情形如今已经成为过去。随着社会经济的发展，饮食结构的改变，劳动和生活条件及交通状况的改善，肥胖在全球范围内迅速增长，发生率与日俱增，与之相关的疾病发生率居高不下。我国也是这样，肥胖的发病率也呈逐年上升的趋势，人们对肥胖的认识也逐渐深入，与国际研究开始接轨。

正是因为世界包括我国对肥胖的认识不统一，危害性认识不足，从而也导致了医学界围绕肥胖问题进行了几十年的争论。1985 年美国国立卫生研究院的专家委员会达成了一致意见，认为"已有大量证据表明肥胖会引发高血压、冠心病和糖尿病等多种相关疾病，无论是成人、儿童或是青少年，肥胖都已成为一个严峻的健康问题"，并将肥胖定义为"机体以脂肪的形式贮存过多的能量"。人们认识到，肥胖不仅仅是一种独立的疾病，而且是和多种慢性非传染性疾病相关的危险因素。肥胖和糖尿病、高血压、高脂血症、冠心病、胆石症、肿瘤等疾病有着明显的相关性，是一个涉及内分泌科、心血管科、消化科、妇产科、儿科、骨科、外科等多个临床学科的问题，已成为一种"流行病"，是危害人类健康的重要公共卫生问题。在此背景下，1997 年，世界卫生组织明确宣布肥胖是一种疾病。

由此，人类社会逐渐开始了对肥胖病的抗争，充分认识肥胖病及其相关疾病的危害，进而调整生活方式，加强防治措施。1999 年 6 月，欧洲肥胖学会的 24 个成员国共同签署了《米兰宣言》，该宣言的签署标志着全世界向肥胖宣战的第一步。近年来对肥胖的病因、机制、防治手段等研究成为国际一大热点，减肥热也成为一场席卷全球的新浪潮。

中医中药是中华民族的瑰宝,长期以来在人类健康保障、疾病防治方面发挥着重要作用。虽然古籍上并没有明确的减肥方法、医案的记载,在涉及具体疾病辨证论治和病因病机分析时,体态肥胖也成为一个考虑的重要因素。而且早在汉代以前,中医书籍中就有关于肥胖病状、病因病机和危害性的记载。

《黄帝内经》认为肥胖的病因与饮食习惯、脏腑功能及体质有关;肥胖的病机与人的气血多少、痰浊及瘀血等有关;肥胖的分型主要以"脂人""膏人""肉人"等三型为主;肥人易患中风,用药宜气味厚重、针刺宜深宜久等。如《黄帝内经·奇病论》谓:"此人必数食甘美而多肥也,肥者令人内热,甘者令人中满,故其气上溢,转为消渴。"在《金匮要略》中也有"富尊夫人骨弱肌肤盛"的描述。《丹溪心法》说"肥白人多痰""肥人多是痰饮",等等。应该说,中医对肥胖是有一定的认识的,而且在病因病机、预防治疗方面提供了很好的思路。

近些年来,随着肥胖研究的热潮兴起,中医中药在治疗营养代谢性疾病方面的作用被给予极大关注。1992 年,钱伯初教授在《浙江省医学科学院学报》发表了《肥胖动物实验模型》一文,此文章应该是国内对肥胖病研究迄今较早的文献报道。此后,国内中西医结合工作者、中医工作者都开始了中医药防治肥胖病的研究工作,在肥胖病研究文献、科研、临床、药物发明等方面都取得了一定的成绩,使肥胖病研究逐步由个人研究而成为多点、多区域、多学科研究,呈现出了良好的局面。

三、说文解字——与肥胖病有关的概念

说肥胖病,要先从"肥胖"字义说起,要搞清楚与肥胖紧密相连的几个概念,这中间就要搞清楚"肥""胖""膏""脂""油"等单字的含义,从而进一步理解肥胖和肥胖病的概念。

(一)肥胖之概念

"肥胖"一词在现代汉语中与"瘦"相对,现在临床上主要表示"脂肪多"的意思。而实际上,"肥胖"一词并不是一直就是"脂肪多"的代名词。在早期的使用中,"肥"和"胖"的意思是分开的。

肥的本意指的是"肉多"。《说文·肉部》:"肥,多肉也。从肉部。"《礼运》:"肤革充盈,人之肥也。"《黄帝内经》中的"肥"字是形容肌肉丰满,体形大,皮革充盈的人,不是指脂肪多。唐代诗人张志和在《渔歌子》一词中写道:

"西塞山前白鹭飞,桃花流水鳜鱼肥。青箬笠,绿蓑衣,斜风细雨不须归。"我们知道,鱼的脂肪含量是很少的,说鱼肥自然就是是指鱼的肉多,体形大。"肥"恰恰是形容肌肉多的一个词。

上古汉语中"肥"字及其组成的词组,既可以形容人,也可以形容动物、植物,如肥充、肥壮、肥大、肥满、肥硕、肥实,后来渐渐被引申为土地肥沃、肥料、不正当收入如损人肥己等。到了后来,尤其是宋元以后,随着"胖"字的广泛使用,"肥"字才渐渐被淡化了。

"胖"本义指祭祀用的半体牲,《说文·半部》:"胖,半体肉也。一曰广肉。"这里边个人理解有两层意思,一是指牲畜处死后一劈两半用于祭祀,这种风俗在一些影视作品中还可以看到;另一种就是形容祭祀用的肉体积大,并不是半口牲畜的分量。"胖"本身表示"大"义,可引申为"安适、舒坦、肿胀、胀大、虚浮、不结实"等含义。"胖"由"胀大、肿胀"义进一步引申可指"体态的肥胖"。"胖"表示人体丰满肥胖的意思,到金末元初才逐渐成熟多用。

"肥胖"连用最早见于元代,如元代李行甫《灰栏记》第一折:"我道是谁,原来是哥哥,我看你容颜肥胖,倒宜出外。"《三国演义》第八回:"吕布走得快,卓肥胖赶不上,掷戟刺布。布打戟落地。卓拾戟再赶,布已走远。卓赶出园门,一人飞奔前来,与卓胸膛相撞,卓倒于地。正是:冲天怒气高千丈,仆地肥躯做一堆。"

"肥胖"词语的使用还带有一定的地域性质和情感色彩。在当今众多的汉语方言中,"肥"和"胖"字的使用仍然有一个较为明显的南北分界。有人说,南方人习惯说"肥",北方人喜好说"胖",如果有人把"肥胖"一起说,这人十有八九是专业医生。在南方,脂肪多的人都叫"肥佬""肥妹""肥婆""肥仔"之类;到了北方,则说成"胖墩""胖子"。一旦北方人说起"肥"来,多半都不好听。除"肥胖""减肥"外,北方语系一般不用于人,一般指动物尤其是形容猪,言人"肥胖"略带贬义,往往含有贬损或厌恶的意思。

现在,"肥胖"合用起来逐渐不好听了,渐渐演化为一种带有贬义色彩的词汇。如今社会,由于审美观念发生着巨大的变化,人们对美的欣赏层次也在逐步提高。先前因为生活困难、温饱问题没有解决时的不以为然,到现在变成了格外关注。"仓廪实而知礼节",同样温饱解决了,对美丽的追求就上了台阶。如今人们见面寒暄,尤其是对女性,要说"瘦了",说胖了就不高兴,社会已经到了以瘦为美的时代和环境,以至于今天减肥成了热门话题、女人的共同语言、商家的市场蛋糕。像什么减肥操、减肥茶、减肥膏等大行其道,肥胖已经成了众矢之的。

(二)膏脂油的概念

我们经常说"官员榨取民脂民膏",当然这里的意思主要特指人民的血汗钱、劳动成果。膏脂与肥胖是有联系又有区别的概念。从词性上来讲,肥胖是形容词,主要是一种描述性语言。膏、脂、油是名词,主要是一种概念性语言,是组成人体的基本元素;这些元素是组成肥胖体质的重要成分。随着人们对肥胖认识的不断深入,已经将脂肪增多定为肥胖根源。因此,研究脂肪与膏脂油之间的联系十分必要。

脂肪,由"脂"和"肪"两个字组成,古代表示的是两个意思。而现代研究表明,膏、脂、油、肪应该属于同一性质的内容,其本质就是脂肪。但是因为脂肪在形状、性质、分布上不同,又因为古代人并没有那么精细的化学知识和技术手段去分析各种状态脂肪的分子结构,只能从形象形态上进行命名,从而就有了膏脂等多个概念,相互之间分得很清楚,但是随着时间流逝,在使用时发生了变异。

古人有这样的解释,《说文解字》:"戴角者脂,无角者膏。"《易经》:"有羽者脂。"有角者提炼出来称"脂",无角者提炼出来称"膏"。长在飞禽的身上的,或者长在有犄角动物身上的古人称作"脂";长在没犄角动物身上的叫作"膏"。比如牛羊的油一般叫"脂",猪油古人称为"豚膏"。《周礼》:"宗庙之事,脂者膏者以为牲。"其中脂者代表祭祀用的牛羊,膏者代指猪。《黄帝内经》:"青如翠羽,赤如鸡冠,黄如蟹黄,白如豚膏,黑如乌羽者,生也。"古人之称谓,分别得非常清楚。同是荤油,牛油羊油必称"脂",猪油必称"膏"。

而同是脂肪,因为形状、分布的不同,也有不一样的称谓。"脂膏以膏之。"——《礼记》。疏:"凝者为脂,释者为膏。"人身上的油,液体、半固体的叫作"膏"或者"肓",固体坚硬的被称作"脂肪"。脂肪之间又有区别,在脊又曰"肪"。《文选》:"脂在腰曰肪。"肪指的是肥厚的脂,一般长在腰部。其实肪就是老百姓所说的板油,成块的硬脂。

《后汉书·董卓列传》:"天时始热,卓素充肥,脂流于地。守尸吏然火置卓脐中,光明达曙,如是积日。"这里就很明确地做了说明,董卓身体"充肥","脂"流于地。

很显然,能在地上流动的脂,今天已经是很明确的的概念,就是油。

常言道,开门七件事,柴米油盐酱醋茶。无油相助,中国烹饪中的煎炒烹炸等手段全部无法施展,也就不会有天下美食、大师厨艺。现在更是无油不成席,下馆子、吃火锅、烤肉等样样离不开油。油的品种很多,常见的有芝麻油、大豆油、玉米油、橄榄油、菜籽油、花生油、动物油,等等。

根据油的来源主要分为植物油和动物油。人们对动物油的认识可能会更早一些。动物油是从动物身上提取出来。据《齐民要术》的记载,乃"猪肪取脂"。把动物的油脂剥下来切成块炒,炼出膏再凝而为脂。早在周代,就有脂膏的使用,一种是放入膏油煮肉,一种是用膏油涂抹以后将食物放在火上烤,还有一种就是直接用膏油炸食品。这种情况在古代是十分普遍的,至今在一些农村还有炼脂肪取油的现象。这些从猪、羊、牛身上摘下来称为脂肪、板油,而一旦炼制后出现的液体状的物质,才称为油,也有称大油、荤油。早时烹饪基本都用这种提取的荤油。

使用相当长时间的动物油后,因为榨油技术的诞生,才有了植物油,与"荤油"相对应,又称"素油"。素油的提炼,大约始于汉代。随着技术的革新和物种的丰富,人们发现了更多的物品用于提炼油脂,如我们常常能见到的大豆油、花生油、菜籽油、葵花子油、芝麻油、橄榄油等,品种十分多。宋代庄季裕《鸡肋编》中有一节专记油,详述宋代各种植物油的提取,认为诸油之中,"胡麻为上"。胡麻就是芝麻,至今小磨香油还是油中的良品。

现代人更多地把脂肪与油联系起来。在日常生活中,我们也会发现,有些油在一定的温度下会凝固,尤其是动物油。因此认为,油就是液体的东西,液体的脂肪;脂肪就是固体的油。在现代人的认识上,如《现代汉语词典》就解释:①脂主要指动植物的油脂,如脂肪、松脂。②脂粉。这些膏、脂、动物油、植物油在现代化学上都是同样的组成成分——脂肪,只不过因为形态不同而称谓不同,而脂肪的核心是脂肪酸、三酰甘油。油吃多了容易引起脂肪堆积,形成肥胖,油脂是脂肪形成、肥胖产生的主要因素,与脂肪意义基本相似,也是我们肥胖病研究的根本所在。肥胖病,应该称为"脂肪病"才对。

(三)中医对肥胖膏脂人种的认识

在中医经典医著《黄帝内经》中就有对肥胖病的描述。《灵枢·卫气失常》:"黄帝曰:何以度知其肥瘦?伯高曰:人有肥、有膏、有肉。黄帝曰:别此奈何?伯高曰:肉坚,皮满者,肥。肉不坚,皮缓者,膏。皮肉不相离者,肉。黄帝曰:身之寒温何如?伯高曰:膏者,其肉淖而粗理者,身寒,细理者,身热。脂者,其肉坚,细理者热,粗理者寒。黄帝曰:其肥瘦大小奈何?伯高曰:膏者,多气而皮纵缓,故能纵腹垂腴。肉者,身体容大。脂者,其身收小。黄帝曰:三者之气血多少何如?伯高曰:膏者,多气,多气者,热,热者耐寒。肉者,多血则充形,充形则平。脂者,其血清,气滑少,故不能大。此别于众人者也。黄帝曰:众人奈何?伯高曰:众人皮肉脂膏,不能相加也,血与气;不能相多,故其形不小不大,各自称其身,命曰众人。黄帝曰:善。治之奈何?伯高曰:必先别其三形,血之多少,气之清浊,而后调之,治无失常经。是故膏人纵腹垂腴,肉人者,上下容大,脂人者,虽脂不能大者。"

《黄帝内经》中所说的"肥人",其实就是"脂人",指的就是体形可能不是很大,但是皮肤紧绷有弹性,肌肉、皮下脂肪坚硬的人。膏人就是皮肤松弛,肌肉松软,甚至按之有凹陷的,长着啤酒肚,脸蛋儿嘟噜下垂的胖子。肉人是体形大,但是上下匀称,皮肤不紧绷也不松弛,就是皮肉不分离。

肥胖的人都是体形丰盈硕大,但是内容不同。脂肪多的人古人称为膏人,纵腹垂腴,就是现在挺着啤酒肚子、嘟噜着脸蛋儿的人。还有一种人脂肪坚实,肌肉强悍,古人称为肥人,也叫作脂人。肌肉多的人,古人称为肉人。这些人体形丰满,但是上下匀称,没有赘肉。胖人可能是脂肪多或者肉多,也有可能是水肿或胀气、腹水的人。

结合现代医学对肥胖的认识,肥胖可以概括为几个特征:①体形大。②依据成分不同可以分为:肌肉型肥胖,如一些运动员、健美先生、健美小姐等,相当于古人说的肉人;脂肪性肥胖,挺着啤酒肚子、嘟噜着脸蛋儿的人,水牛背,满月脸的人;水液型肥胖,主要是水肿、虚胖,甲状腺功能低下的人。从这几个类型来看,我们就可以明白,现代人所说的肥胖主要指的是脂肪型肥胖。今天所谓的肥胖病,其实就是古人所说的膏人、脂人。肥胖病本质上就是脂肪疾病,研究肥胖病,首先就要从研究脂肪开始。

四、肥胖与脂肪

鉴于以上论述,肥胖本质上就是脂肪的堆积。脂肪是脂类的一种,脂类是脂肪、类脂的总称。与单纯酯类、衍生脂质统称为广义酯类,是指除含脂肪酸和醇外,尚有其他称为非脂分子的成分。一般把常温下是液体的称作油,而把常温下是固体的或在动物机体上的脂肪称作脂肪,两者的区别在于所含饱和脂肪酸和不饱和脂肪酸成分的不同。因此,在这里两者都可以称作"脂肪"。

与肥胖发生密切相关的是脂肪,我们就主要针对脂肪的性质进行讲述。

(一)脂肪的成分

脂肪所含的化学元素主要是 C、H、O。脂肪是由甘油和脂肪酸组成的三酰甘油酯,其中甘油的分子比较简单,而脂肪酸的种类和长短却不相同。因此脂肪的性质和特点主要取决于脂肪酸,不同食物中的脂肪所含有的脂肪酸种类和含量不一样。自然界有 40 多种脂肪酸,因此可形成多种脂肪酸三酰甘油。脂肪酸一般由 4～24 个碳原子组成。脂肪酸分三大类:饱和脂肪酸、单不饱和脂肪酸、多不饱和脂肪酸。脂肪在多数有机溶剂中溶解,但不溶解于水。

(二)脂肪的来源、合成与代谢

脂肪是人体的重要组成部分,正是因为脂肪的超标准堆积,从而导致了肥胖的发生。那么,人体的脂肪从何而来呢?这一点必须明确,只有搞清楚脂肪的来源和合成,我们才能更好地有针对性地控制脂肪的堆积,有效地控制肥胖病。

1. 脂肪的来源

上边我们讲过,脂肪主要有固态和液态形式,其来源主要是动物和植物油脂。各种食物中的脂肪含量见表 1－1。

表 1－1　各种食物中的脂肪含量

食物	脂肪含量(%)	食物	脂肪含量(%)
猪油	99.0	植物油	100
猪肉	30.8	牛肉	6.2
猪里脊	6～8	羊肉	14.1
鸡蛋	11.9	花生	30.5
苹果	0.4	白菜	0.1

注:数据来源:杨月欣主编《中国食物成分表 2002》。

这些外源性的脂肪要转化为人体的脂肪并储存下来,成为营养物质进而引发祸患,需要一个很复杂的过程;对人体来讲,脂肪的合成,既有这些含有脂肪的外源性食物,同时也有一些蛋白质、糖类物质经过代谢合成脂肪,也有机体其他物质的异化。前面讲过,脂肪是由甘油和脂肪酸组成的三酰甘油酯。因此,脂肪酸、甘油在脂肪的形成中扮演着极为重要的角色。

合成脂肪的主要原料是脂肪酸和甘油。脂肪酸的来源主要是生物体能利用糖类或简单碳原物质转化为脂肪酸。如油料作物利用 CO_2 作为碳原合成脂肪酸,微生物利用糖或乙酸作为碳原合成脂肪酸,动物及人主要利用糖来合成脂肪酸。

2. 脂肪的合成

脂肪由脂肪酸和甘油合成。脂肪酸有两种合成方式:一是"从无到有"途径(全程合成途径),在细胞质中进行。二是在已有脂肪酸链上加上二碳物使碳链增长,在线粒体或微粒体中进行。合成甘油的原料是 α-磷酸甘油。合成甘油的主要原料是脂酰 CoA 和 α-磷酸甘油,α-磷酸甘油在甘油磷酸转移激酶的作用下转化为磷脂酸,磷脂酸在磷脂酸磷脂酶的作用下生成甘油二酯,甘油二酯再与一分子的脂酰 CoA 缩合生成三酰甘油。这是一个复杂的生化过程。

3. 脂肪的代谢

外源性脂肪随饮食进入口腔,经过口腔的咀嚼、粉碎而后经食道进入胃,在胃中要经过胃的机械运动使之成为食糜,但是研究发现,除了幼儿的胃尚有一些消化脂肪的功能外,成年人的胃没有消化脂肪的作用。此时期主要是将大的脂肪性食物进行粉碎。

脂肪在进入小肠之前是不能被消化的,但必须经过十二指肠部位的脂肪乳化,而后进入到小肠内。在十二指肠部位,来自胃部的脂肪食糜与胆囊释放的胆汁进行乳化反应,将脂肪转化为乳糜颗粒,而后在小肠内经过胰、肠脂肪酶的作用,将外源性的脂肪分解为脂肪酸和甘油。

脂肪酸和甘油在小肠黏膜被重新吸收到血液中去,并经血液系统运送到肝脏重新合成三酰甘油,并与载脂蛋白、胆固醇等结合形成脂蛋白,再被分泌出来进入中央乳糜管,经淋巴循环,进入静脉,随血液循环到达全身各组织器官中。

脂蛋白是脂肪运输的重要形式,包括脂肪、胆固醇、载脂蛋白等成分。经过离心试验和电泳试验,我们可以将血液中的血脂成分进行分类,按照离心法分别是乳糜微粒、低密度脂蛋白、极低密度脂蛋白、高密度脂蛋白;而电泳法得出的是乳糜微粒、a-脂蛋白、b-脂蛋白、前a-脂蛋白。

如果将肝脏合成的脂肪比喻为工厂的产品,那么胆固醇、载脂蛋白则分别是产品的固定装置和运输设备。因此,胆固醇和载脂蛋白在脂肪的代谢中扮演着重要的角色,如果没有胆固醇的参与,在肝脏合成的脂肪就无法以脂蛋白的形式运送到全身各处。

胆固醇的来源主要是外源性动物食物,植物性食物的胆固醇具有清除动物性胆固醇的作用。食物胆固醇含量见表1-2。

表1-2 食物胆固醇含量一览表

食物	胆固醇（毫克）	食物	胆固醇（毫克）	食物	胆固醇（毫克）
猪肉肥	107	猪肉瘦	77	鸡肝	429
牛肉瘦	63	羊肉瘦	65	鸭肝	515
猪心	158	猪脑	3 100	松花蛋	649
猪肾	405	猪肝	368	墨鱼	275
猪肚	159	鸭蛋黄	1 522	螃蟹	235
牛脑	2 670	松花蛋黄	1 132	鸡屯	229
鸭蛋	634	鸡蛋	680	鸡蛋黄	1 705
羊肾	254	羊肝	323	鸡血	149

注:数据来源:杨月欣主编《中国食物成分表2002》。

4. 脂肪的正常生理

（1）脂肪的功能:脂肪是人体的三大必需营养素之一,也是人体的重要组成部分,具有重要的生理功能。主要体现在:

一是提供能量。在蛋白质、碳水化合物、脂肪三大营养素中,脂肪是能量最高、热值最大的营养素。每克脂肪可提供37.68千焦热能,同等重量的脂肪产生的能量,为蛋白质、碳水化合物的2倍以上。也正如此,在四川汶川大地震中,人们就发现了一个奇怪的现象,从营救情况来看,获救女性的比例要稍高于男性。为什么？这里便有生理和心理原因。从生理上,女性的皮下脂肪要比男性厚,水分的消耗更少,在同样的环境下,女性出现脱水症状后坚持的时间会比男性长。特别在超过了120小时后,女性的这种优势可以更加体现出来,"一旦出现生还者,女性将会占绝对多数"。

脂肪在胃内消化较缓,停留时间较长,可增加饱腹感,使人不易感到饥饿。因此,一般我们吃了荤菜或者下了馆子,就会很长时间不知道饥饿。而在中学生中,就常常坚持不到中午放学时间就饥肠辘辘,这与营养状况有很大关系。

二是组成人体的结构,塑造体形。脂肪是人体组织的结构成分,脂肪分布在人体的不同部位,构成了人体的重要组成部分,从微观和宏观上支撑着机体的功能活动。在人体皮下、女性乳房、臀部、腹腔等都有着脂肪层的分布,如果没有脂肪这一重要的组织,人的脸面就会塌陷,乳房就会干瘪,臀部就是失去线条,人就会变得不可思议。皮下组织中的脂肪还起着一种塑造人体外形美的作用。如果皮下组织内的脂肪储存过多,人的外表体形就会发生变化。轻者使人失去美的外表,重者则使人行动不便,甚至失去行动的自由。

三是维持体温。脂肪是热的不良导体,皮下脂肪在冬季起保温作用。胖人皮下脂肪多,一般较瘦人耐寒力强些,也最容易怕热。同样,脂肪具有隔热作用,外界的热量因而不易传到机体内部。脂肪大部分储存在皮下,用于调节体温,保护对温度敏感的组织,防止热能散失。

四是帮助脂溶性维生素的吸收。维生素 A、维生素 D、维生素 E、维生素 K 等脂溶性维生素,在溶于脂肪的条件下,较易为人体吸收。例如,作为维生素 A 原料的胡萝卜素(在人体内可转化为维生素 A),在烹饪胡萝卜时要重油文火,使其中的胡萝卜素溶入脂肪,才有利于人体吸收。

五是保护脏器,填充体内器官空隙。脂肪组织除了发挥体内最大的能量储存和供应库的作用外,分布于内脏器官周围和网膜上的脂肪组织还起着一种"填充"体内器官空隙的作用,脂肪在器官周围像一个软垫,可以避免或减少由于机体从事剧烈运动,如跑、跳、腾跃时对内脏器官所造成的冲击,使器官维持在正常位置,保护人体功能的顺利发挥。如果内脏器官周围的脂肪组织过多,则会限制和影响内脏器官功能的正常发挥,这也是胖人稍一活动就会感到心慌气短的一个主要原因,就是因为过多的脂肪填塞在心脏周围,使心脏功能受限所致。

(2)脂肪的分布:体内脂肪主要分布在皮下组织、内脏器官的周围、腹部网膜上。含量常随营养状况、能量消耗等因素而变动。皮下组织是体内脂肪最大的储存场所,正常状态下,体内大约有 2/3 的脂肪是储存在皮下组织中的。不同部位的皮下组织中脂肪的储存量是并不完全相同的,同一个肥胖者,机体不同部位皮下脂肪层的厚薄也可以是不一样的。腹部、臀部和双侧大腿上段,以及腰背部皮下组织对脂肪的储存能力大于机体其他部位。女性的乳房、肩背部,以及双上臂的内外侧也是脂肪容易沉积的地方。

体内另一个大的脂肪储存场所是环绕在胸、腹腔脏器周围的脂肪组织,尤其是腹腔的大网膜,常常是最早开始储存脂肪和储存脂肪最多的组织。

由于体质的差异,体内脂肪的沉积也有一定的差别。有些人的脂肪可能主要沉积在体表皮下组织中,有些人的脂肪则主要沉积在内脏中,这类人外表给人的感觉并不太胖。现代研究则认为,脂肪在体内的沉积是同时进行的。即在一部分脂肪沉积在皮下的同时,也会有一部分沉积在内脏里。

(3)脂肪细胞的特性:人体内的脂肪组织是由脂肪细胞组成的,每一个脂肪细胞内都储存了大量的脂肪。也就是说,脂肪在体内的存在是被脂肪细胞储存起来的,脂肪细胞就是脂肪的仓库。脂肪细胞与肥胖发生密切相关。人体内脂肪细胞的数量,从人出生以后基本上是保持固定不变的,只是体积发生着变化,但细胞增生性肥胖病患者除外。现代研究发现,当肥胖者体重超过标准体重的70%时,患者体内不仅有脂肪细胞肥大的表现,而且还往往伴有脂肪细胞数量的增加,即体内同时有新的脂肪细胞生成。

脂肪细胞大小不一,大小可变,具有很强的伸缩性。研究表明,一个脂肪细胞的直径可以增大20倍,整个细胞的容积可以增大1 000倍。不同部位皮下脂肪组织的脂肪细胞大小不同。正常人皮下脂肪细胞平均长67～98微米,每一脂肪细胞含脂量约0.60微克;肥胖时,脂肪细胞明显肥大,皮下脂肪细胞长达127～134微米,增大50%～100%,每一脂肪细胞含脂量0.91～1.36微克。当肥胖发生和发展很快时,一般仅见脂肪细胞肥大,当缓慢长期持续肥胖时,脂肪细胞除了肥大,数量也增多。一个正常人全身脂肪细胞数可从$(2.68 \pm 0.18) \times 10^{10}$增至$(7.70 \pm 1.35) \times 10^{10}$,脂肪细胞数增加了3倍。

(4)脂肪的分类:研究发现,体内脂肪主要分为白色脂肪和褐色脂肪两种。

1)白色脂肪组织血管神经不发达,细胞内有一个几乎与细胞等大的脂滴,其他胞质成分被积压在细胞膜下围成狭窄的环形,仅占细胞容积的1/40,细胞核呈扁圆形。

2)褐色脂肪细胞为多边形,也有称作棕色脂肪。细胞核位于中央,细胞质含有很多的线粒体及大小不等的脂肪滴。褐色脂肪组织血液供应丰富,细胞内含有多量的线粒体,并有大量的细胞色素,故呈棕色。褐色脂肪分布在颈、肩、肩胛间区和腋窝等处。

最新研究发现,肥胖的人往往有较少的褐色脂肪组织。褐色脂肪组织被认为是一种专司产热的组织,褐色脂肪组织减少或功能异常,机体产热的功能就会降低,热能消耗也就会减少。

5. 脂肪的病理变化

脂肪作为人体必需的营养物质,如果人体吸收、合成和代谢平衡,脂肪就会在脂肪细胞与功能需要之间达到合理的利用,就不会出现脂肪堆积;但是如果因为多种原因造成营养物质摄入过多,能量过剩,多余的无法完成正常代谢的脂肪就会储存在脂肪细胞内。如果脂肪细胞能够容纳,促进脂肪细胞增生或者体积增大,但尚在可容纳范围,则可能相安无事,只表现为超重或者肥胖,但患者可能没有明显的不适应症状或者症状轻微可以耐受;如果超过了其容纳能力,或者脂肪细胞破坏,就会出现多余的脂肪颗粒四处游走,对人体造成损害。这种原理与水库蓄水有相似之处,一个水库就如同一个脂肪细胞,只要不洪水泛滥、不溢出水位线,就是安全的状态。

实际上,脂肪细胞与人体的其他细胞一样,也处于一个不断代谢的过程中,可以通过自身产生一些代谢产物而参与机体活动,这是一个复杂的但尚未被阐明的领域。

第二节　肥胖病的诊断

肥胖是由于机体脂肪含量超标造成的,那么脂肪超标就与体重之间、与局部脂肪厚度等有着紧密地联系。严格来讲,肥胖病的诊断应该依据脂肪的具体含量进行判断。然而,当前这种诊断方式无法实现,或者说不能大面积展开,迄今还没有一种有效的精确的检测脂肪含量的技术。为了便于研究,人们只能根据体重、体脂进行判断。严重的肥胖一眼就看得出来,但多数人需要进行身高、体重的测定和体重指数的计算,间接地判断脂肪的水平。

体重就是人体的质量。体重并不是一个恒定的概念和数值,随着年龄、性别、种族、季节、环境、职业、饮食和昼夜变化而变化。一般情况下,从婴儿、少年、青年、中年、成年,体重会逐渐变重,老年之后则逐渐变轻;男性比女性体重重;黑种人比白种人重,白种人比黄种人重,中国北方人比南方人重。

体重是不断变化的,并在一定时期内保持恒定。调查发现,大约有一半的人在冬季的时候体重会比夏季增加。研究人员分析,这可能与人们在寒冷的冬季里,运动量减少,以及昼短夜长的季节变化使人们的社交活动减少,睡眠增加等因素有关,再加上厚实的冬装掩盖了体重增加的现实,使人们对肥胖的警惕性下降。从另一角度讲,这也是"春生夏长,秋收冬藏"的自然规律。

在一定的条件下,年龄、身高与体重关系最为密切,人体体重一般采用标准体重、体重指数来进行衡量。要求被测人站在体重计上,脱去沉重的衣物,以最少的内衣,在同一个固定的时间内(清晨),排尿后或进餐前测量。

一、标准体重的计算

(1)成人标准体重(千克)=[身高(厘米)-100]×0.9

(2)1~2岁以下儿童标准体重(千克)=年龄×2+8

(3)婴儿1~6个月:出生体重(克)+月龄×600克

　　　　7~12个月:出生体重(克)+月龄×500克

(4)2岁以上直接称重。

(5)肥胖度=(实测体重-标准体重)/标准体重×100%

人的体重波动在标准体重的10%上下范围,属于正常。一般将体重大于标准体重的10%为超重,20%为肥胖,30%为中度肥胖,50%以上为重度肥胖。

二、体重指数(Body Mass Index,BMI)

(一)体重指数的概念

体重指数即身体质量指数,也称体质指数。体重指数是通过计算人体身高与体重之间的比值大小来判断是否发生肥胖的一种方法。测量人体体重指数的方法有许多种,但经多方使用比较后发现,使用不同测量方法所得到的结果大同小异。目前临床上使用比较多的体重指数测量法是QUETELET指数法。BMI适用于体格发育基本稳定以后(18岁以上)的成年人。体重指数(BMI)是目前国内外公认的简便、快速、实用的估计体内脂肪总量的方法,在临床工作中使用比较广泛。

(二)体重指数计算公式

体质指数(BMI)=体重(千克)/[身高(米)]^2。

(三)体重指数与肥胖程度判断

1992年世界卫生组织公布的诊断标准:正常BMI为18.5~

24.9 千克/米^2,大于 25 千克/米^2 为超重,25 ~ 29.9 千克/米^2 为肥胖病前期,30 ~ 34.9 千克/米^2 为Ⅰ度肥胖,35 ~ 39.9 千克/米^2 为Ⅱ度肥胖,40 千克/米^2 为Ⅲ度肥胖。

1997 年在日内瓦召开的世界卫生组织专家会议上通过测量体重过重和肥胖的国际标准是:BMI≥25 kg/m^2 属体重过(超)重;BMI 在 25 ~ 29.9 千克/米^2 之间为预胖(临界)型肥胖;体重指数 > 30 千克/米^2 为肥胖。肥胖又分为三级:BMI 在 30 ~ 34.9 千克/米^2 之间称为Ⅰ级肥胖;BMI 在 35 ~ 39.9 千克/米^2 之间为Ⅱ级肥胖;BMI > 40 千克/米^2 为Ⅲ级肥胖。

2000 年国际肥胖特别工作组针对亚洲成人制定的标准:正常 BMI 为 18.5 ~ 22.9,小于 18.5 为体重过低,大于等于 23 为超重,23 ~ 24.9 为肥胖病前期,25 ~ 29.9 为Ⅰ度肥胖,大于等于 30 为Ⅱ度肥胖。若体重增加仅为肌肉发达,则不应为肥胖。

在 2000 年 4 月召开的"中国肥胖问题研究会"上,科学家指出:中国成年人的超重和肥胖的切点应该取决于中国成年人 BMI 增高与疾病危险度的关系。会后,国际生命科学学会中国办事处邀请专家组成了"中国肥胖问题工作组",进行包含了 24 万人的横断分析和 6.2 万人纵向分析的大规模数据汇总,分析后于 2001 年 6 月召开百余名专家参加的"中国人群肥胖与疾病危险研讨会"进行专题讨论,正式提出了中国成人体重指数分类的建议:即以 18.5 ~ 23.9 千克/米^2 为正常,24.0 ~ 28 千克/米^2 为超重,28.0 千克/米^2 以上为肥胖的专家推荐意见。以我国自己的数据为根据的 BMI 分类标准,是我国肥胖及其相关疾病的预防和治疗工作的一个突破。

例如:中国某男性,体重为 89 千克,身高 1.70 米,他的体重指数的计算方法是:89 ÷ (1.7 × 1.7) ≈ 30.8 千克/米^2,大于 28 千克/米^2。他的体重属于肥胖的范围。

三、体脂测量

上述公式计算简单、实用,因而得以在临床上广泛应用。然而,有时仅靠体重一项指标来判定是否肥胖并不准确。例如一些运动员,因肌肉发达,其体重可能已达到上述肥胖标准,但一般并不将他们列入肥胖行列。为准确起见,有时需采用测定体脂来判定是否肥胖的方法。因为肥胖本身就是脂肪的多少而引起的,体内脂肪的含量是准确判断肥胖的金指标。因此,测量体脂的含量是判断肥胖程度的重要方法。

（一）体脂分布

人体脂肪的分布一般在内脏和皮下。内脏脂肪含量一般不容易检测，而人体脂肪的总量的 1/2 ~ 2/3 储于皮下，皮下脂肪是人体最大的脂肪库之一，它的厚度与机体的肥胖程度大致平行。匀称型肥胖病患者皮下脂肪厚度可以在一定程度上反映机体脂肪含量的多少。因此，皮下脂肪厚度测定用来作为判断患者体内是否有脂肪堆积，是诊断肥胖病的重要依据之一。对于非匀称型和局部肥胖型患者，皮下脂肪厚度的测量也可以作为判断有无脂肪堆积的依据，帮助肥胖病的诊断。

（二）全身体脂测量

（1）使用某些脂溶性放射性核素，如氪－85、钾－42都可以直接或间接地测定出体内脂肪的分布和脂肪量的情况。

（2）采用中子活性法、双光子法、CT 和 MRI 来测定体内脂肪的含量。CT、MRI 为目前诊断内脏型肥胖最精确的方法。其方法为：沿脐孔或第 4 ~ 5 腰椎间水平扫描内脏脂肪面积，面积≥120 米^2 为超标。

由于这些检查方法需要比较复杂的仪器设备，检查价格昂贵，再加上放射性核素和放射线损伤的困扰，以及临床实际应用价值不大等因素的原因，限制了其使用和推广，只有在患者病情特殊需要，以及研究工作需要时才使用。在目前市场上销售的一些脂肪检测设备，通过生物电、红外线等手段是一个很好的探索，但准确性目前还无从确认。

（三）皮下脂肪测量

人体体表不同部位皮下脂肪的厚薄本来就不一样，男女老幼，以及各种不同原因引起的肥胖又各有特点。

（1）常用测量部位：①背部肩胛骨下端处（肩胛骨下角）。②上臂部外侧肘关节与肩峰之连线中点（肱三头肌下端）。③胸部中点。④腹部，脐下或脐旁 1 厘米处。

（2）测量方法：①皮肤皱折卡钳测量皮下脂肪厚度。常用测量部位为三角肌外皮脂厚度及肩胛角下。成人两处相加，男性≥4 厘米，女性≥5 厘米即可诊断为肥胖。如能多处测量则更可靠。②X 线片估计皮下脂肪厚度。③指捏法：常用来判断患者营养状况，只不过去多用在营养不良的诊断上，这种方法同样可以应用到肥胖病的初步诊断上。测量者用左手拇指和食指(或其余四指)将测量部位的皮肤和皮下组织轻轻捏起呈皱褶状,皮折与身体长轴平行,右手持卡尺或皮肤厚度测定仪测量皮折根部厚度。然后将捏起的皮折放松后再次捏起测量,连续测3次,取其平均值。若超过1厘米以上者为皮下脂肪过多。再参考体重测定,若超过体重20%,即可诊断。

如果两指之间捏起的皮肤厚度相隔距离大于5厘米,就可以初步判断这个人可能有肥胖。国外使用的皮肤厚度测定仪可以同时读出施加压力的大小,以及测出的皮肤厚度。测量时施加在皮肤上的压力要适中,不宜过大或过小。一般认为,测量时施加的压力保持在10克/厘米^{3}为宜。压力过小、皮肤厚度变化较大,往往影响测量的准确性;压力过大又常常会给患者造成疼痛的感觉。

(四)脂肪百分比(F%)和体内脂肪量测量

$F\% = (4.750/体密度 - 4.142) \times 100\%$

体内脂肪量 $= (4.95/体密度 - 4.5) \times 100\%$

(1)体密度:

男性人体密度估算公式:$1.0913 - 0.0016 \times (A + B)$

女性人体密度估算公式:$1.0897 - 0.00133 \times (A + B)$

其中(A 为上臂皮脂;B 为肩胛皮脂)。

2006年全国男性25~29岁上臂皮脂厚度监测值为10.8,肩胛皮脂监测15.8;2006年全国女性25~29岁上臂皮脂厚度监测值为17.5,肩胛皮脂监测17.5。则有:

男性人体密度 $= 1.0913 - 0.0016 \times (10.8 + 15.8) = 1.0487 \times 103$ 千克/米^3

女性人体密度 $= 1.0897 - 0.00133 \times (17.5 + 17.5) = 1.0431 \times 103$ 千克/米^3

(2)体脂判断:

若男性体脂含量大于25%或女性大于30%,则可诊断为肥胖。其中有根据程度的不同,分为3种:

1)轻度肥胖:体重超过20%,$F\%$超过30%。

2)中度肥胖:体重超过30%~50%,$F\%$超过35%~45%。

3)重度肥胖:体重超过50%以上,$F\%$超过45%以上。

四、腰臀比（WHR）

与肥胖相关的疾病危险性不仅与身体的脂肪含量有关，且与其在体内的分布有关。腹型肥胖与代谢综合征危险性密切相关，与包括 2 型糖尿病、糖耐量异常、高血压和脂代谢异常（高三酰甘油、低 LDL 胆固醇）在内的心血管危险因素相联系。因此，腰臀比常被用来进行肥胖的诊断。

1. 腰臀比概念

腰臀比为一种腹部脂肪的测量指标，对白种人的判断标准为：男性 > 1.0，女性 > 0.85 则为腹部脂肪堆积。比较这两种指标后，WHO 建议将腰围作为优先指标。

2. 计算方法

平静呼吸时，用皮尺平肚脐水平环绕 1 周（肋骨下缘与髂前上嵴之间的中点连线）所测得的数据，即为腰围；臀围是平髋关节水平环绕 1 周（股骨粗隆水平的连线）所测得的数据（髋关节就是我们抬起大腿时要活动的关节，平时站立时是臀部凹陷的地方，当大腿抬起时会鼓起）。将两者的数值相除，即可得出腰臀比。

正常成人 WHR，男性 < 0.9，女性 < 0.85，大于此值为中央性肥胖（腹内型或内脏型）。白种人男性腰臀比 > 1.0，女性腰臀比 > 0.85，为腹部脂肪堆积。中国人 BMI 可能不高，但实际上可能有脂肪分布的异常。

3. 意义

腰臀比是早期研究预测肥胖的指标。

（1）可以评价身体的脂肪分布情况，是最佳的脂代谢评价指标。有些患者体重指数在正常范围内，但腰臀比增加的话也提示患者患相关疾病的危险度增加，尤其对于女性。

（2）说明体内可能存在雌雄激素比例失调的现象，雄激素增高导致体内脂肪异常，形成分布呈男性化的苹果型身材，一般认为上腹部脂肪堆积与体内睾酮增高有关，下腹部脂肪堆积与体内雄烯二酮增高有关。腰围尺寸大，表明脂肪存在于腹部，是危险较大的信号；而一个人臀围大，表明其下身肌肉发达，对人的健康有益。比值越小，说明越健康。

1998 年 WHO 建议首选要测量腹部脂肪，并建议欧洲人群腹型肥胖适宜标准为：男性腰围 94 厘米、女性腰围 80 厘米；亚洲人群以男性腰围 94 厘米、女性腰围 80 厘米暂时作为过渡期的标准。值得强调的是,腰围作为评价肥胖的标准非常重要,腰围降低后,即使体重未减轻,也可以显著降低肥胖相关性疾病发病的危险性。

五、查明肥胖的原因

诊断肥胖与诊断其他疾病一样,要详细了解病史、进行系统的体格检查及一些必要的实验室检查。根据资料全面分析,尽可能明确肥胖是原发的,抑或是继发的。

(一)询问病史

询问病史有利于探索引起肥胖的原因,目的在于分清是原发还是继发因素。如询问是否使用过能引起肥胖的药物,有无头部外伤、脑炎、脑脓肿、脑中风史,是否于急慢性疾病的恢复期、大手术或分娩后发生肥胖,生活方式、饮食习惯的变更,诸如终止体育锻炼、职业变换、迁居、营养条件的改善等。要问清肥胖发病时间、什么原因,如自幼肥胖、产后肥胖等,饮食情况如每日主食食量和甜食、零食习惯,以及活动量和睡眠情况,并要详细了解家族肥胖史及其他易引起肥胖的病史。

一般很少有因为单纯以体重增加或肥胖来求诊的患者。内分泌肥胖多以原发病的主诉来诊。糖尿病常有口渴、多尿及多饮;下丘脑性肥胖可有头痛、尿崩、溢乳、贪食及颅神经损害症状;遗传性肥胖常有性器官发育不全、智力低下、畸形。主诉食欲减退而体重增加者应疑为甲状腺功能减退症。注意病史中体重增加的时期和快慢。自幼肥胖者常为单纯性或遗传性肥胖,成人起病或病史较短者可能为继发性肥胖。注意肥胖的伴随症状,如高血压、糖尿病、月经失调等,既可为引起继发性肥胖的基础疾病的表现,也可为单纯性肥胖的并发症。

(二)体格检查

注意身高、体重、肌肉发达情况、有无水肿及先天畸形。注意体形,凡女性呈男性化或男性呈女性化脂肪分布者可能有性腺功能低下,注意第二性征发育情况。

向心性肥胖者有皮质醇增多症的可能。下半身脂肪异常增加而上半身脂肪萎缩可能是进行性脂肪萎缩。注意有无中枢神经及精神障碍,下丘脑肥胖可有视野缺损及颅神经损害表现;精神障碍伴低血糖表现可能为胰岛素瘤。体检时尚应注意血压变化及糖尿病的表现。

(三)辅助检查

1. X 线检查

X 线头颅平片及蝶鞍分层片,可发现较大垂体瘤、脑瘤及颅骨内板增生。怀疑脑瘤者应做气脑或脑血管造影。怀疑肾上腺肿瘤者可行腹膜后充气造影或血管造影检查。胰腺、卵巢也可行 X 线检查。

2. CT 和磁共振检查(MRI)

头颅及全身 CT 或 MRI 检查可发现垂体瘤、其他颅内肿瘤,以及肾上腺、胰腺、卵巢等部位肿瘤,为目前常用的无创伤性检查。

3. B 超检查

B 超对肾上腺、胰腺、甲状腺、性腺肿瘤或囊肿的诊断有帮助。

4. 放射性核素检查

放射性核素检查主要用于内脏器官肿瘤性疾病的诊断,如肾上腺或甲状腺肿瘤。

5. 其他

其他包括染色体检查,可检出遗传性疾病;视野检查,有助于发现下丘脑垂体病变。

(四)内分泌功能检查

1. 下丘脑 - 垂体 - 甲状腺轴检查

检查主要有基础代谢率(BMR)、甲状腺吸^{131}I 摄取率,血清蛋白结合碘(PBI)、血清总 T3 及总 T4、游离 T3(FT3)、游离 T4(FT4),了解甲状腺功能状态及检出甲状腺功能减退。TSH、TSH 兴奋试验、鉴别甲状腺功能减退,注射 TSH 后 T3、T4 升高为继发于下丘脑或垂体的甲状腺功能减退,无反应者为原发性甲状腺功能减退。TRH、TRH 兴奋试验,进一步鉴别甲状腺功能减退,若注入 TRH 后 TSH 无反应为垂体性甲状腺功能减退,若 TSH 有反应为下丘脑性甲状腺功能减退。

2. 下丘脑 - 垂体 - 肾上腺轴功能检查

尿 17 - 羟、尿 17 - 酮及尿游离皮质醇测定;血浆皮质醇测定,主要检出皮质醇增多症患者。血浆 ACTH、ACTH 兴奋试验,主要鉴别皮质醇增高是原发于肾上腺抑或是继发于垂体及下丘脑。小剂量(2 毫克/天)、大剂量(8 毫克/天)地塞米松抑制试验,前者用于鉴别单纯性肥胖与皮质醇增多症;后者用于鉴别皮质醇增多症为原发于肾上腺肿瘤(库欣综合征)或继发于垂体及下丘脑病变(库欣病)。

3. 下丘脑－垂体－性腺轴功能检查

血清睾酮、雌二醇测定用于检出性功能低下。LH、FSH 测定及 LHRH 兴奋试验,若血 LH、FSH 升高,表明性功能低下原发于性腺病变;若降低,表明性功能低下继发于下丘脑或垂体。注射 LHRH 后,FSH、LH 升高则病变在下丘脑,FSH、LH 无反应则病变在垂体。

4. 胰岛功能检查

怀疑糖尿病、胰岛 β 细胞瘤时可测定空腹血糖、血清胰岛素及 C 肽、糖基化血红蛋白、血清果糖胺。也可选用葡萄糖耐量试验、饥饿试验、D860 试验等。糖尿病空腹血糖≥7.0 毫摩/升(140 毫克/分升)或糖耐量试验 2 小时血糖≥11 毫摩/升(200 毫克/分升)。胰岛素瘤血糖低,血中胰岛素高,饥饿试验诱发低血糖时胰岛素高,胰岛素(微国际单位/毫升)与空腹血糖(毫克/分升)之比大于 0.5。

第三节　肥胖病的类型

一、原发性肥胖病

原发性肥胖病是因为原发性疾病引起的肥胖,主要为单纯因素型肥胖病。单纯因素主要有遗传性、营养性、内分泌性、下丘脑病变等多种。在所有肥胖者中,95% 以上是原发性肥胖。

(一)按照病理改变划分

1. 体质性肥胖

体质性肥胖又称脂肪细胞增生肥大型肥胖、幼年起病型肥胖。这种肥胖的脂肪细胞不仅体积变大,而且脂肪细胞的数目也有所增多。这种类型肥胖往往是出生后半年左右开始,食欲良好,营养过剩,体内的合成代谢超过分解代谢,引起脂肪细胞增生肥大,脂肪分布全身。因多自童年时代就比较肥胖,因而也称为幼年起病型肥胖。该类型部分患者具有家族遗传倾向,采用饮食控制等措施不易见效。

2. 获得性肥胖

获得性肥胖又称脂肪细胞单纯肥大型肥胖、成年起病型肥胖。这种肥胖往往是由于患者有意无意地摄入过多的食物,而引起的过食营养性肥胖。一般发生在成年以后,此种肥胖以四肢肥胖为主,该种肥胖类型的脂肪细胞只有体积变大,而数目不变。此种肥胖与遗传因素也有一定关系,饮食控制和运动效果明显,对胰岛素敏感。

(二)按照发病年龄划分

按照发病年龄,肥胖可分为幼年起病型肥胖和成年起病型肥胖2种类型。

其中幼年起病型肥胖都是增生性肥胖,而且患儿脂肪细胞的数量一生都难以减少。所以有人发现,2岁以前就很胖的小孩容易终身肥胖,减肥困难。幼年起病型肥胖的孩子中,有80%到成年后依旧会发胖。青春期起病的青少年多为增生肥大性肥胖,他们的脂肪细胞数量多,体积又大。而成年起病型肥胖则以肥大性肥胖为主,也有一少部分是增生性肥胖。

(三)根据肥胖者的体型划分

1. 向心性肥胖

向心性肥胖又称为腹型肥胖、苹果型肥胖、阳性型肥胖、男性型肥胖。这种肥胖者脂肪主要沉积在腹部的皮下以及腹腔内,四肢则相对较细。以脂肪细胞在腹部积聚更为突出,腰围和臀围的比例明显增大为特征。一般认为腰围的尺寸必须小于臀围的15%,否则就是一个危险的信号。该类型肥胖多见于男性。

2. 外周性肥胖

外周性肥胖又称为洋梨型肥胖、女性型肥胖、臀部型肥胖。肥胖以下身为主,以脂肪细胞在臀部、大腿积聚更为突出为特征,多见于女性。

3. 均匀性肥胖

此型肥胖表现为脂肪细胞比较均匀地分布于全身,多见于婴幼儿。

（四）根据脂肪细胞的变化形式划分

1. 脂肪细胞增殖型肥胖

此型肥胖表现为脂肪细胞的数目增加，而形状和体积均正常，儿童时期的肥胖多为此种类型，此型肥胖即使在减肥之后也只见脂肪细胞体积缩小，而数目不易减少，因而常常发生成人肥胖，并且治疗困难。因此，预防肥胖应从儿童时期做起。

2. 脂肪细胞增大型肥胖

此型肥胖表现为脂肪细胞的体积增大且数目正常，成年人的肥胖多属此种类型。

3. 脂肪细胞增殖增大型肥胖

此型肥胖表现为脂肪细胞的数目增加，体积增大，此型多见于重度肥胖者。

（五）水、钠潴留性肥胖（亦称特发性水肿）

此型肥胖多见于育龄期及更年期女性。其发生可能与雌激素增加所致毛细血管通透性增高、醛固酮分泌增加及静脉回流减慢等因素有关。脂肪分布不均匀，以小腿、股、臀、腹部及乳房为主。体重增加迅速，与体位有密切关系，劳累和立位体重增加，休息及平卧后减轻。早晚体重变化正常人为 0.4 千克，本病患者早晚体重变化在 1 千克以上。该病水肿变化往往呈周期性，晨起面部、眼睑水肿，起床活动后，下肢、躯干逐渐水肿，到晚餐前体重较早饭前增加 1.2～4.5 千克，平均 2.4 千克 ±0.7 千克。立卧位水试验表明患者有水、钠潴留。

二、继发性肥胖病

继发性肥胖病是由于神经、内分泌疾病、药物，以及激素代谢失常等多种疾病引起的肥胖性疾病。继发性肥胖又称症状性肥胖，发生率约占肥胖者的 5%。由于这部分肥胖有明确的病因，原发病治疗后即可有效控制肥胖，治疗方法和预后均与原发性肥胖病有所不同，临床上应该注意这部分患者的鉴别诊断。

（一）内分泌障碍性肥胖

1. 神经系统疾病

（1）间脑病变：间脑位于中脑之上，尾状核和内囊的内侧。间脑一般被分成丘脑、丘脑上部、丘脑下部、丘脑底部和丘脑后部五个部分。如出现脑炎、颅脑损伤等引起间脑综合征，就会伴发肥胖。

间脑综合征：因下丘脑与垂体之间神经通路异常导致的内分泌、自主神经及精神活动异常。临床表现为：①自主神经功能障碍，如出汗增多或明显减少，怕冷，血压大多偏低，或有体位性低血压，心率不稳定，瞳孔扩大或瞳孔缩小、头晕、头痛及胃肠道功能障碍（便秘与腹泻交替出现）。②代谢功能障碍：A. 不正常的肥胖，表现为类库欣综合征。B. 多饮、多尿，不可遏制性的饥饿感，或饥饿感与厌食相交替。C. 毛发脱落，月经不正常，性欲减退，不能生育及男性乳房增大等。③睡眠障碍，大部分患者表现为嗜睡，有些在嗜睡后出现失眠。常见的临床类型为：A. 发作性睡病。B. 异常睡眠症。C. 发作性嗜睡 – 强食症。D. 体温调节障碍：低热，体温一般维持在 37.3 ~ 37.8℃；体温过低；高热。④其他症状，如神经官能症样的表现，发作性猝倒，以及神经系统器质性病变的特征。表现为偏身水肿，偏身皮肤发红，偏身半侧出汗，偏身半侧肌肉萎缩等。本病多为逐渐开始，呈慢性过程，症状常表现为波动性，女性多于男性，发病年龄为 20 ~ 40 岁，由于下丘脑病变的病因较多，临床症状表现不一，诊断较困难，必须注意详细询问病史，并结合神经系统检查及辅助检查，细致分析考虑。

（2）下丘脑垂体病变可发生肥胖性生殖无能综合征。肥胖性生殖无能综合征又称 Frohlich 综合征、Babinski – Frohlich 综合征、Le – aunois – Cleret 综合征、肥胖性生殖无能性营养不良症、脑性肥胖病。本病征以肥胖、性器官发育不良、尿崩等为其特征，幼儿、学龄期男孩多见。本病征 70% 的患者年龄在 20 岁以下，男孩多见。肥胖通常为中等程度，多数在短期内迅速出现，其分布不均匀，以乳房、下腹部及腰部、外生殖器附近特别显著，呈女性型。面部及四肢相对较细，指、趾显得细而尖。

（3）垂体肿瘤：如促肾上腺皮质激素瘤、生长激素瘤。

2. 内分泌疾病

（1）甲状腺功能减退症：面容臃肿、苍黄，颈部脂肪较厚，并有黏液性水肿。

（2）肾上腺皮质功能亢进症，可发生向心性肥胖，满月脸，皮肤紫纹等。

（3）胰腺细胞瘤（胰岛素瘤），因易饥，多食而肥胖，呈全身性均匀性肥胖。此外，中年以上的 2 型糖尿病患者也多有肥胖史。

（4）性腺功能减退：多见于女子绝经后及男子睾丸发育不良等情况。大部分是由于性腺功能减退而致肥胖。男性性功能低下后或女性绝经期后之肥胖，即属此类。男性性功能低下肥胖一般不如女性绝经期发胖显著。性腺型肥胖全身脂肪积聚较匀称，以胸腹、股、背部为明显。可伴高血压、紫纹、糖耐量曲线减低。24 小时尿 17 - 羟或 17 - 酮持续偏高，地塞米松抑制试验常为阳性。尿中促性腺激素增高。少部分属于 STein - LevenTHAl（斯坦因 - 利文撒尔）综合征，其特点是肥胖、闭经、无排卵、不孕、男性化、多囊卵巢。其无男性化者称多囊卵巢（PCO）。卵巢分泌雄激素亢进，尿 17 - 酮增多，血睾酮增高，黄体生成素（LH）增高，卵泡刺激素（FSH）正常或减低。促黄体激素释放激素（LHRH）兴奋试验反应过强。

多囊卵巢综合征是以慢性无排卵、闭经或月经稀发、不孕、肥胖、多毛和卵巢多囊性增大为临床特征的综合症候群。肥胖多始于青春期前后，渐进性，此与高雄激素血症同化作用和性腺外雌激素促进细胞肥胖大所致有关。

3. 药物性因素

（1）长期大量服用或使用肾上腺糖皮质激素。激素性肥胖很常见，长期或短时间大剂量注射或内服地塞米松、强的松等糖皮质类激素药物治疗，多表现为库欣综合征，即满月脸、向心性肥胖、水牛背、皮肤痤疮等激素性肥胖现象。

（2）避孕药致继发性肥胖病：少数人会发生，孕激素会影响到代谢，促进组织生长，同时又有水钠潴留的作用。主要表现：一是服用避孕药前就肥胖，服用后加重；二是炔诺酮类，刺激饱食中枢，引起食欲亢进；三是引起月经周期延长，体内刺激素水平升高，体内水分增加。一般只要停药，就可以控制。

（二）先天异常性肥胖

先天异常性肥胖多由于遗传基因及染色体异常所致。常见于以下疾病。

1. 先天性卵巢发育不全症

先天性卵巢发育不全症者，个体表现型为女性，原发性闭经，生殖器官幼稚，身材矮小，智力减退，蹼颈，肘外翻，第四掌骨短小。血雌激素水平低，LH 及 FSH 增高，性染色体核型多为 XO。

2. 先天性睾丸发育不全症

先天性睾丸发育不全症男性，原发性性腺功能降低，类无睾体型（身材偏高、四肢长、指距大于身长、耻骨联合到地面距离大于身高的 1/2），第二性征不发育，生殖器幼儿型，男子乳房女性化，血睾酮低水平，LH 及 FSH 增高，性染色体多为 XXY。

3. LAurenCe – MOun – BieDl 综合征

LAurenCe – MOun – BieDl 综合征者，有肥胖、智力低下、色素性视网膜炎、多指（趾）畸形、并指（趾）畸形、生殖器官发育不全六主征。尿 17 – 酮、血 LH 低于正常。氯底酚兴奋试验无反应。LHRH 兴奋试验一次或多次注射有 LH 增高反应。

4. 糖原累积病 I 型

糖原累积病 I 型患儿，呈肥胖体态，面部及躯干部皮下脂肪尤为丰富；尚有发育迟缓、身材矮小呈侏儒状态；低血糖，可达 0.56 毫摩/升；肝肾增大；肌肉无力；高脂血症；高乳酸血症及酮血症。本症系隐性遗传性疾病。

5. 颅骨内板增生症

颅骨内板增生症者，主要表现为肥胖、头痛、颅骨内板增生、男性化、精神障碍。肥胖以躯干及四肢近端较明显。颅骨 X 线示有额骨及（或）其他颅骨内板增生。患者几乎全属女性，症状大多数出现于绝经期之后。

（三）其他

1. 痛性肥胖

痛性肥胖亦称神经性脂肪过多症。病因不明。妇女多发，且出现于绝经期之后，常有停经过早、性功能减退等症状。临床表现在肥胖的基础上出现多发的痛性脂肪结节或痛性脂肪块。脂肪多沉积于躯干、颈部、腋部、腰及臂部。早期脂肪结节柔软，晚期变硬。随着脂肪结节不断增大，疼痛随之加重并出现麻木无力、出汗障碍等。疼痛为针刺样或刀割样剧痛，呈阵发性或持续性，沿神经干可有压痛。常有关节痛。可有精神症状，如抑郁、智力减退等。

2. 进行性脂肪萎缩症

本病患者上半身皮下脂肪呈进行性萎缩，下半身皮下脂肪正常或异常增加。亦有下半身脂肪萎缩，上半身脂肪沉积。可伴有甲状腺功能亢进症、肝脾肿大、肌肉肥大、高脂血症、糖尿病等。

继发性肥胖以某种疾病作为原发病，它们的肥胖只是原发病的表现之一，常非该病的主要表现，更不是该病的唯一表现。通过对原发病的治疗，肥胖多可治愈。

第二章
肥胖病的影响和危害

肥胖病的发生因为逐年的增加而不能不引起社会的高度关注。对于患者来讲,肥胖会给自身造成麻烦和痛苦;对于社会,肥胖的大流行也产生了很多消极的作用和危害。

一、肥胖对社会的影响

1. 肥胖给社会增加了负担

进入 21 世纪,肥胖将成为影响人类健康的主要影响因素之一,并逐渐成为了社会的经济负担。主要表现在:

一是肥胖引起的多种慢性疾病,治疗这些疾病需要大量的经济开支。这逐渐成为各个国家亟待解决的沉重的医学难题和经济负担。我国的肥胖人群越来越庞大,由此造成的健康水平下降也令人忧虑。因为体重超标或者肥胖,导致很多人患上了糖尿病、高血压、冠心病等,在临床上经常可以看到一些年轻的患者因为肥胖发生脑中风、猝然离世或者半身不遂,实在令人痛心。肥胖在导致个人生活质量下降的同时,也给社会造成了沉重负担,导致医疗支出的迅速上升。

据美国中文网 2009 年 7 月 27 日编译报道:美国疾病防治中心(CDC)主任弗里曼(Thomas R. Frieden)、北卡州三角公园 RTI 公共卫生经济学主任芬科斯坦(Eric Finkelstein)在华盛顿举行的 CDC"全国体重"会议上说,从 1998 年到 2006 年,美国肥胖比例增加了 37%;现在 1/3 的成年人都属于肥胖。正常体重个人一年医疗开支 3 400 美元;肥胖者一年医疗开支上升到 4 870 美元。对于接受医疗照顾(Medicare)的人来说,正常体重每年每人开支 4 700 美元,肥胖症开支 6 400 美元,比正常体重者超出 36%。正常体重者处方药平均每人每年开支为 700 美元,而肥胖者每人开支 1 300 美元,后者比前者高 85.7%。美国因为肥胖每年直接开支 1 470 亿美元,占所有医疗开支的 9% 以上。肥胖者每人每年多开支医疗费近 1 500 美元,比平均体重者高出 41%。

二是肥胖病患者,尤其是一些饮食性肥胖病患者,食欲旺盛,食量惊人,粮食和食品消耗量大。一个胖人的饭量甚至可以顶得上其他的家庭成员的总饭量。如果国家有近一半的胖人,那么食物的消耗就可想而知。联合国粮农组织的报告说,到 2050 年,地球将增加 23 亿人,伦敦卫生与热带医学院的科学家表示,随着北美、欧洲越来越多的人肥胖,胖人吃掉的食物资源也在增加。超重越多,需要的热量也多,也就意味着需要的高能量食物越多。英国科学家称,全球性肥胖流行病意味着,胖人额外消耗的食物资源,足够养活 10 亿人。科学家分析,由于肥胖人口的增加,将对全球粮食安全和环境构成威胁。

三是肥胖病患者给社会带来棘手问题。在公共服务,比如乘车、乘电梯、乘飞机等方面,都会造成一些超常的投入。应该说,肥胖病患者在某些方面会造成社会国民经济和人民生活的负担。例如,2009 年 10 月 22 日,美国中文网报道,运送一名特重患者开支相当于正常体重患者的 2.5 倍。运送他们时间长,人力要增加三四倍,还要使用昂贵的特殊设备。目前担任堪萨斯州托皮卡市美国医疗反应单位经理的科勒已经成功地要求邵伊县委员会提高重症患者和体重超过 500 磅(非法定计量单位:1 磅≈0.45 千克)患者的救护车费,从 629 美元增加到 1 172 美元。在科罗拉多州科罗拉多泉市、内布拉斯加州奥马哈市和林肯市,特重患者救护车费为 1 421 美元,而正常患者为 758 美元。网传,泰国有一位超级肥胖的妇女,3 年来足不出户,可是最近需要外出就医,不得不走出家门,根据紧急研究,拆除该名妇女家的房门,并坐升降机,她这才出去。

2. 肥胖降低了社会的生产力

劳动者、劳动工具、劳动对象构成了生产力的三要素,其中,劳动者是个关键性因素,是最基本的因素。由于人体的肥胖,在一定程度上会导致劳动能力的下降,进而影响到生产力的下降,工作效率下降,投入增加,这就会对社会经济造成影响。尤其是对于一些职业,如警察、医生、护士、空姐、演员、模特、公关小姐、外交人员、宾馆服务员等,他们的工作性质必然要求其保持正常的身体健康，这样才能胜任基本的工作要求，保证工作效率。

据报道，日本政府2008年4月起实施新法例，强制地方政府和企业定期测量年龄介于40~74岁人士的腰围，目标是在7年内将肥胖人口减少25%。政府还为有关机构定下居民和雇员的减肥指标，无法达标的机构将被罚款。根据日本厚生劳动省的规定，40~74岁男性的腰围不得超过85厘米，女性不可超过90厘米，这是国际糖尿病协会为日本定下的预防疾病指标。若超标同时出现与体重相关的疾病会被要求减肥；若3个月后仍未达标，需接受减肥建议；假如再过6个月仍超重，有可能要接受减肥再教育。为此，今后，日本的私人机构须为至少80%员工测量腰围，并在2012年前令10%超重人士减肥，在2015年前要令25%超重人士减肥。在日本政府实施这一"限肥"条例之前，有的企业已经开始强令员工减肥了。比如，著名的电器生产商"松下"每年都为雇员测量腰围，连员工家属和退休员工的腰围也要测量。

减不减肥就不再是个人的小事，它关系到国民的幸福指数，关系到社会的整体健康水平，必须引起社会的高度关注。从这个意义上说，肥胖已不仅仅是个人的问题，而是一个公共卫生问题，更是一个社会性、经济性问题。

二、肥胖给个人身体带来了危机和风险

1. 肥胖影响人的寿命

"福如东海、寿比南山"是人们对生命长度的期望。常言说"裤带宽寿命短"。肥胖与人的寿命有着密切的关系，肥胖会缩短人的寿命，是长寿的大敌。美国的一项调查显示，随着肥胖程度增加，肥胖者并发症发病率、病死率也随之增加。调查者比较了相同年龄组肥胖者和正常人病死率后发现，体重每超过正常人4.5 kg，病死率分别增加8%。与正常体重者相比，超过标准体重50%者，其病死率增加30%；超过标准体重100%者，其病死率比正常人增加150%。从而也提示，体重增加与死亡率成正比例关系。

这一点，国内认识得比较早，但是缺乏系统性的、科学性的研究。就如中国有句俗话叫作"有钱难买老来瘦"。这就是中国人在长期的社会实践中得出的经验，而结合实际情况也确实如此。一般我们也会看到，自己周边长寿的老人，体重超重者较少。而瘦人罹患高脂血症、高血压、冠心病、脑血管病、糖尿病等疾病也较少。另外，很多胖人往往在中年之后就开始疾病缠身，而这些疾病很多就是肥胖病的并发症，肥胖并不可怕，可怕的是如果这些并发症控制不

好,就很容易影响人的寿命。

有资料研究表明,如果年龄超过35岁,而体重有超重,那么患高血压的可能性就会增加8倍多,患心脏病的可能性就会比正常人增加50%,患糖尿病的可能性就会比正常人大10~20倍。正因为此,在国外一些保险公司对肥胖者收取的保险费金额一般都高于正常体重者,而且是随着体重增加的程度不同而加以区分的。

2. 肥胖并发症让患者痛苦不堪

很多专家认为,肥胖的危害主要在于引起的并发症,事实上,自发生脂肪沉积之后,机体就为了维护脂肪代谢的平衡而采取代偿机制,在脂肪代谢失衡的情况下,很多并发症便应运而生。研究发现,临床许多疾病如高脂血症、冠心病、糖尿病、高血压、胃肠炎、胆囊炎、阳痿、关节炎、下肢水肿、痛风、呼吸睡眠暂停综合征、中风、癌症、低换气综合征、生殖器发育不良等多个系统的疾病都很容易在肥胖之后发生或者伴发,给患者造成很大的痛苦。对于一些肥胖病患者,有时候不仅仅伴随一种并发症,甚至会很多种、多系统伴发。正因为此,很多学者认为"肥胖为百病之先"。据1998年的报道,在美国约有25%的人群处于肥胖状态,每年的死亡人群中有280 000 ~325 000是由于肥胖引起的,在引起死亡的可预防因素中,位于第二位,仅次于吸烟。

肥胖严重的并发症和危害在临床上很有戏剧性,很多患者或者医生的着眼点仅仅把控制并发症作为重点,对症处理,并没有对原发性的肥胖进行高度重视并采取措施。我们在临床上经常遇到,在病名诊断的时候,尽管肥胖病已经成为国际疾病分类的一种疾病,但事实上没有医生会进行"肥胖病"的诊断,即使是原发病,也会让位于并发的疾病如糖尿病、高血压、冠心病等。

事实上,在目前的病名诊断中,很多时候肥胖会因为其他的并发症而被人所忽视,没有引起对肥胖的重视。这样的情况造成几种结果:一是肥胖病名不副实。任何的科室都可以轻易将肥胖病诊断为自己专科的疾病,如见到肥胖病患者血糖升高,就考虑糖尿病;见到慢性腹泻就诊断为慢性结肠炎。实际上,这些病症与肥胖病患者的体重和脂肪密切相关。二是专科竞争让肥胖病专业医师没有阵地。从事肥胖病的临床医师常常会因为自己研究疾病的归属问题而处于被动,没有专门的病房、门诊,只能让这类疾病以其他的症状出现从而归属于其他的学科。

并发症的发生,往往给患者造成很大的痛苦,我们经常见到很多疾病缠身的胖人,不仅时刻受到各种不舒服症状的困扰,而且要服用降血脂药、扩血管药、降压药等,常年不断地吃药、输液、打针,时间久了,就很容易破坏掉自身的免疫功能,变得更容易得病。在日常生活中遇到这样的患者,只要及时有效地采取减肥的方式,很多其他并发症状都能在一定程度上减轻或者消失。据国外学者研究,在合并肥胖的舒张压正常高值患者中进行干预研究,随访6个月、18个月、6年时,血压下降幅度由3.7/2.7毫米汞柱逐渐降至1.8/1.3毫米汞柱、1.3/0.9毫米汞柱;随访至7年,生活方式干预的减重效应消失,但高血压发病率仍有明显下降。一项汇总了25项随机对照研究的荟萃分析表明,体重下降1千克,血压可下降1.05/0.92毫米汞柱。

值得一提的是,肥胖还常常为患者带来严重的心理负担,表现为自卑、自信心不足、焦虑、抑郁等,从而不热心于社会活动,影响性格塑造。

三、人生肥胖易感期

(一)婴幼儿期

婴幼儿期营养过度,且不易引起注意,"胖娃娃可爱"的传统思想为这些孩子打下了成年肥胖的基础。因为婴幼儿期是一生中生长发育最快的时期,可表现为"婴儿肥"。这时期各个组织脏器的成长都以细胞数量的增加为主,包括脂肪组织。该期的过度喂养,可促使脂肪细胞数量增加,大大超过非肥胖幼儿,为成年后以脂肪细胞体积增大为主的肥胖病的发生打下了基础。另外,从小养成食量大的习惯,促使胃肠道功能活动也相应增强,胃排空加快,易饿,多食,逐渐使肥胖加重,也是儿童期肥胖的原因之一。

这个时期以脂肪细胞数量增加为主,主要原因是摄食过多,特别是糖和零食,易造成热量过多,脂肪堆积。

(二)儿童期(5~10岁)

这个时期主要以脂肪细胞体积增大为主,同时也伴有细胞数量的增多。

婴儿期和儿童期增加的脂肪细胞数,以后在人的一生中都不会减少。因此,这个时期迅速肥胖的人,日后就可能成为高度肥胖者。因此,对于此时期的孩子,必须引起重视,改变观念,要防患于未然。

(三)青春发育期(10~20岁)

由于内分泌激素变化的影响,在第二性征发育成熟的过程中,整个骨骼、肌肉和脂肪组织也有相应增长,如此时存在营养过度,也可发生肥胖。

(四)中年期(30~50岁)

"发福"是中年期肥胖的最恰当、温馨的描述。发福的主要原因有二:一是吃得不科学;二是运动量减少。随着社会经济的发展及工作环境的改善,男性可能在参加工作后(30岁左右)进入发胖期,其发胖很大程度与饮食有关,伴随着学生时代的结束开始了职业时代,工作收入保证了自己的营养,加之岗位应酬多、摄入高脂饮食多、业余运动少,就很容易发胖。如果继续保持高营养的生活和紧张无运动的工作状态,发胖程度会继续加重一直延续到后半生,尤其是在成家立业、生活稳定的状态下,更加容易发胖。而对于女性来讲,主要是妊娠、产后发福,不过随着现代女性对体型的关注,这一传统规律逐渐被打破,做了妈妈的也同样可以保持苗条身材。日常生活中,一般我们就会发现,那些爱好运动的、饮食规律或者偏素食的会延缓"发福"的进程。

(五)老年期(50岁以上)

由于性激素功能减退,新陈代谢率低,热量消耗少,脂肪分解减少,也容易让老人显得富态一些。不过此时的老人一般伴发骨质疏松的症状,从而导致看着肥胖但是体重不怎么增加的"表里不一"情况。

四、肥胖与妇女

(一)脂肪沉积与女性美

女性与脂肪关系密切,脂肪对于女性来讲是把双刃剑,既可以因此而魅力无限,也可以因此而带来烦恼。我们知道,皮下组织内脂肪沉积是形成女性特有体形特征的一个重要因素,没有皮下脂肪的沉积就塑造不出女性特有的美。在女性进入青春发育期之后,脂肪细胞活动更为活跃,脂肪在女性的乳房、腹部、臀部和大腿部位沉积加快。"女大十八变",其中就有脂肪的功劳。一般情况下,女性的皮下脂肪层要比男性丰厚,特别是在乳房、腹部、臀部和大腿等地方分布更加明显。脂肪的恰当分布会给女性带来成熟之美,如果在局部堆积过度,就可以造成肥胖或者臃肿的感觉。

(二)女性容易发胖的几个阶段

1. 青春期

女性在童年期基本上和男孩子没有很大的区别,肥胖发病率基本上和男孩持平。但是进入青春期以后,女孩会变得文静、贤淑,不爱活动,生长发育也渐渐缓慢。

青春期是女性生殖系统发育趋于成熟的阶段,处于这一阶段的女孩子伴随着月经的来潮,身体的发育进入一个快速增长期,与之伴随的就是这一时期的女孩子食欲旺盛。当食物摄入大于消耗的时候,就很容易发生肥胖现象。

研究发现,女性青春期肥胖往往与女性月经初潮期出现的迟早有密切的关系,初潮早的女性一般都比初潮晚的女性更加肥胖一些,这可能与月经初潮时体内内分泌激素的变化导致体内脂肪的蓄积有一定的关系。脂肪的堆积给青春期女孩子带来了一个挑战,开始对脂肪敬而远之。随着社会审美观念的变化,进入青春期的女孩子变得对自己的身体格外敏感,十分在意有人谈及身体肥胖,因此很多青春期女孩子选择采用节食的方式控制体重,保持苗条身段。如果方式不当,或者过度减肥,很容易发生月经失调、子宫发育不良、神经性畏食症等疾病。

2. 妊娠期

生儿育女在中国人的观念中很深刻,对于孕妇的关心十分注意,尤其是孕期的营养。一方面是因为怀孕后激素影响,孕妇食欲变好,吃得多,脂肪堆积多;另一方面是家庭对孕妇的照顾更加细致入微,营养供给充足甚至过剩。而同时因为孕妇体重增加,活动量明显减少,消耗小,脂肪堆积更加明显。研究表明,伴随胎儿的不断增长,脂肪堆积也在孕妇臀部、背部、皮下悄然增加。有人认为,妊娠本身就具有促进体内脂肪蓄积和肥胖的倾向,多次人工流产或生产的女性,其发生肥胖的概率明显高于其他同龄女性的现实似乎间接证明了这一点。

3. 产褥期

分娩之后的妇女,在中国人眼里,可谓是家族正常传延后代的功臣。以前听说西方孕妇产后就要下床,这在中国人眼里不可思议,绝对是对孕妇的虐待。有些作品上讲,一些婆婆在媳妇产后不管不问,这往往被称为是邪恶的刻薄的化身,受到谴责。所以,产后大补也是中国女人的主要特征。大量滋补品、美味佳肴等刺激食欲,而又多卧床、少活动,不胖显然是不可能的。在日常生活中,就经常见到产妇一天吃十几顿饭、一天吃20多个鸡蛋的情况,这势必超越了产妇的吸纳能力,并会造成营养过剩,堆积在身,造成肥胖。

4. 哺乳期

为了增加营养,保证乳汁供应,吃得多很正常。妊娠和哺乳期肥胖的女性由于体内内分泌激素分泌的变化和怀孕、哺乳期体内需求增加,常常会自主或不自主的食欲大开。再加上我国传统的怀孕和坐月子期间多食、少动的习惯,使发生肥胖的可能性就更进一步增加了。需要提醒的是,这一阶段发生的肥胖如果不能得到及时控制,许多人常常因此转变成为持续性肥胖。

5. 多次妊娠

一般都会看到,多次妊娠的,往往会造成腹部脂肪的增加,体态越来越丰满。现在因为计划生育的控制,一对夫妇只要一个孩子,加上人们都对肥胖的厌恶,从而为产妇保持身材提供了机遇。现实中,很多妇女产后身材都可以得到很好的恢复。

6. 更年期及老年

女性多余脂肪积累一般伴随着绝经期出现。女性停经后容易发生肥胖的原因,可能与绝经后机体内分泌激素分泌改变,以及生活习惯的改变等多种因素有关。

(1)内分泌激素分泌的改变:女性出现停经的症状,意味着女性卵巢功能已经到了衰退的地步。卵巢分泌雌激素减少,可以继发性出现下丘脑和垂体功能紊乱的情况,从而引起肥胖。绝经后女性体内雌激素全部由雄激素衍生而来,而雄激素主要来自体内肾上腺髓质的分泌。在绝经之前,女人体内雌激素水平高,这时即使有多余的脂肪,一般也只积累在臀部和大腿上。绝经之后,女人的新陈代谢率以每10年下降4%~5%的速度递减,这时女人多余脂肪积累的部位上升到腰部和腹部,患高血压、心脏病、糖尿病等由肥胖病导致的疾病的概率逐渐与男人持平。雌激素分泌减少,活动量减少,肥胖发生率很高。

(2)自主神经功能紊乱引起的代谢失常:绝经后女性很容易出现精神和自主神经系统功能紊乱的现象,从而导致体内代谢活动失常而引起肥胖。造成自主神经功能紊乱的原因,目前认为还是与体内内分泌激素分泌的改变有关。

(3)各种疾病症状引起的运动量减少:绝经后女性由于各种原因常常会出现全身疼痛、关节疼痛、心慌、注意力无法集中等症状,导致患者无法保持绝经前日常活动的运动量而引起肥胖。

（三）肥胖与妇女疾病

1. 女人更容易肥胖，危害身体

基于上面的分析，女人与脂肪、肥胖之间有很清楚的对应关系，女性更容易受到肥胖的困扰。一项大规模的健康检查报告分析指出，19 岁以上接受体检的女性，每 3 个就有 1 个是隐藏性肥胖，她们体重也许正常，但体脂肪比例偏高，主要是缺乏运动，过了 45 岁后，体重超重的比例明显高于男性，加之更年期的因素，隐藏性肥胖终于变成超重。

2. 中心性肥胖的妇女在应激时，肾上腺皮质激素水平升高

据《心身医学》杂志报道，中心性肥胖的妇女在应激时，肾上腺皮质激素水平升高。

3. 腹部过胖的 60 岁以上妇女发生动脉栓塞的危险高

研究发现，腹部过胖的 60 岁以上妇女发生动脉栓塞的危险高于全身性肥胖或其他部位肥胖者，发生心脏病、中风和 2 型糖尿病的危险也增加。

丹麦临床与基础研究中心的 Laszlo B. Tanko 博士及其同事对 1 365 名 60 ～ 85 岁的妇女进行身体脂肪测量，扫描主动脉是否有动脉粥样硬化早期表现——细小钙化斑，比较向心性肥胖和外周性肥胖（如手臂、髋部和臀部肥胖）妇女发生动脉粥样硬化的危险。动脉粥样硬化是脂质沉积在动脉壁，会使患者心肌梗死和中风危险增加。

研究结果显示，腹部肥胖越明显的妇女其主动脉钙化程度越重，主动脉钙化较低的妇女通常仅是一般性肥胖。Tanko 博士等由此认为向心性肥胖妇女更易患动脉粥样硬化，且向心性肥胖妇女已经发生心肌梗死的比例较高。

4. 肥胖易造成不孕。

做母亲是女人的梦想，但因为肥胖可能会让一些女性的母亲梦破灭。《澳大利亚高级护理》称，过胖或偏瘦的妇女激素分泌紊乱，排卵易受到影响导致不孕不育。阿德莱德大学妇科专家吉莉安·阿曼称："体重过胖的妇女容易流产，极易患上妊娠糖尿病。如果夫妻双方都是胖人，他们成功怀孕的时间明显长于体重正常的夫妇，宝宝也容易出现问题。"现实生活中，肥胖妇女往往容易发生不孕。

五、肥胖与儿童

1. 儿童肥胖发病率居高不下,让人担忧

肥胖已越来越成为危害儿童健康的疾病。我们常发现,儿童存在着几种"恶习"——好吃肉食但不喜欢吃粗粮蔬菜、爱看电视不爱运动、爱喝饮料不喜欢喝白开水、爱吃垃圾食品不爱吃家庭三餐,这种不良的习惯既有儿童自身的喜好,很多时候也与家庭的娇生惯养密不可分。如此生活,造就了一大批体态肥胖的儿童。据中华医学会的统计,我国超重儿童的比例已超过10%,尤其是在北京、上海、深圳等发达城市。近年调查显示,北京、上海等市小学生肥胖儿高达20%。

肥胖会严重影响孩子的身体发育和心理健康,怎样帮助孩子远离肥胖困扰,成了父母面临的一项重要任务。儿童过胖比成人肥胖病还难治疗,因孩子肥胖,不但脂肪细胞增大,且其数目也不断增多。儿童期肥胖者可能为成年后得冠心病、高血压、糖尿病等留下隐患。

2. 肥胖严重影响儿童生活质量

给孩子一个幸福的童年是父母的理想。但是,当自己孩子因为肥胖备受歧视的时候,已经成为父母的心病和困扰。澳大利亚墨尔本默达克儿童研究所针对2 000名年龄在5～10岁的少年进行的儿童肥胖与生活质量关系之间的持续性追踪研究结果表明,少年儿童的肥胖程度与其生活质量呈现出绝对的反比趋势——体形越胖,生活质量越低。由于肥胖,他们经常不能参加一些正常体态孩子的游戏,在学习的时候容易受到排斥、取笑,这都会伤及孩子的心灵,从而使其逃避与学生的交流,变得自卑心重、缺乏自信,不喜欢参加集体活动等,对今后融入社会造成障碍。

一些研究还证实,肥胖婴儿学会走路比正常婴儿晚,而且因为关节部位负重过多,容易磨损而导致关节疼痛,发育成扁平足,膝内翻或外翻,以及髋关节内翻等畸形。肥胖可能导致少年儿童呼吸困难、气道炎症及气道反应性增高,更加容易发生肺炎、支气管炎,严重者甚至出现睡眠呼吸暂停综合征,即睡后每次呼吸之间的间隔时间延长,造成缺氧,白天就会总是嗜睡,精神萎靡不振。

3. 糖尿病青睐肥胖儿童

在北京召开的第五届国际糖尿病联盟(IDF)亚太区大会上,专家称,日本儿童2型糖尿病发病率平均每十年就翻一番,儿童2型糖尿病占儿童糖尿病总数的80%,远远高于1型糖尿病。我国目前尚缺乏这方面的统计资料,但临床上儿童2型糖尿病日益增多却是不争的事实。通过研究人们发现,这都是肥胖惹的祸。

导致糖尿病年轻化趋势的根源就在于儿童肥胖病。研究认为,在肥胖儿童体内很容易发生胰岛素抵抗,从而造成胰岛素分泌的相对性不足,导致出现糖尿病。但是因为儿童期有较强的代偿能力,加上营养好,儿童糖尿病很容易因为发病隐匿而被家长忽视导致误诊误治。因此,有专家指出,对于体态丰满的儿童检测血糖水平十分必要。

据美国辛辛那提儿童医院统计,该医院1982~1995年,儿童2型糖尿病的数量增长了10倍,且目前10~19岁新诊断的糖尿病患者中,2型糖尿病已经占到33%。而且,儿童糖尿病的类型与肥胖明显有关,2型糖尿病孩子的平均体质指数是5千克/米^2±1.1千克/米^2,而同龄的1型糖尿病孩子的平均体质指数仅仅是20千克/米^2±0.8千克/米^2。肥胖显然容易导致儿童2型糖尿病。

4. 肥胖诱导儿童性早熟

专家认为美国儿童肥胖病发生率的增长促进了儿童的早熟。《美国公共卫生杂志》报道,美国的黑人女孩和西班牙裔女孩青春期开始的年龄明显早于白人和亚裔女孩,同时超重的发生率也高。这一发现说明:美国儿童肥胖发生率的增加与青春期年龄的提前密切相关。对6 500名少女健康资料的研究发现,黑人女孩与白人女孩相比,月经初潮在11岁之前的可能性高55%,而西班牙裔女孩要比白人女孩高76%。亚裔女孩发生早熟的可能性最小,她们与白人女孩相比,在14岁或14岁以上进入青春期的可能性高65%。分析认为,这些现象和女孩的体重有关。月经初潮在11岁之前的女孩中有40%超重,而在11岁之后月经初潮的女孩中超重的比例是25%。

另外,大量的临床研究资料表明,肥胖也是儿童患高血压、高脂血症、脂肪肝等的独立危险因素。

第三章

肥胖病病因与发病机制

　　肥胖的病因至今并没有形成统一的认识。研究表明,肥胖病的发病机制是极为复杂的,涉及饮食、代谢、中枢神经系统、内分泌激素、生活环境等多种因素。基因遗传学家认为,一切疾病都是基因疾病。然而,在现实中我们经常见到,具有肥胖基因并不是就一定意味着会发生肥胖病。肥胖病的发生发病是内因和外因综合作用的结果。基因可以认为是本病的根本,但根本要发生变化,也要依赖于特定的影响因素。内因和外因并非孤立地起作用,而往往是交织在一起,多因素综合作用,最终导致了肥胖的发生。

一、遗传基因因素

　　遗传学研究表明,人类体重的变异,70%为遗传因素所致。相当多的肥胖者有一定的家族史倾向,父母肥胖者,子女及兄弟姐妹间的肥胖者也较多。研究发现,肥胖者的家族中有肥胖病史者占34.3%。双亲中都是瘦子或体格正常的人,其子女肥胖率较低,只占10%;双亲中一方为肥胖时,其子女肥胖率为50%;双亲均为肥胖者,子女肥胖率上升为80%。可见遗传因素在肥胖的发病中有显著作用。对孪生子和被收养儿童的研究发现,将同卵双胎的孪生儿放在不同的环境中抚养,他们的体重无明显差异,而生活在同样环境中的非孪生同胞的体重则差异显著。

　　遗传因素是肥胖病形成的重要因素,但不是唯一的决定因素。遗传易感性决定着个体在特定环境中出现肥胖的潜在倾向,是否出现肥胖还与其对环境因素作用的敏感性相关。遗传学研究发现,人体基因组中至少有十多个易感基因可能与肥胖病的发生有关。父母的体质遗传给子女时,并不是由一个遗传因子,而是由多个遗传因子来决定子女的体质。因而认为肥胖是多因子遗传。

目前,人们对于肥胖的基因机制也还处于摸索阶段,对人群进行基因多态性筛选,发现肥胖的易感基因已成为当前肥胖病研究的热点。目前已发现的与肥胖相关的易感基因从功能上主要分为三类:影响能量摄入的基因、影响能量消耗的基因、影响脂肪细胞储存脂肪的基因等。

(一)影响能量摄入的基因

1. 肥胖基因及其产物

肥胖相关基因中最主要的是 ob 基因(obese gene)和 ob 受体(OB - R,曾称糖尿病基因)基因。ob 基因产物是 Leptin(瘦素),在调节机体能量平衡及脂肪储存方面起到重要作用;OB - R 基因的产物为 Leptin 受体。1950 年 Ingalls 等发现一株近亲繁殖的患有糖尿病的食欲亢进、过度肥胖小鼠,其体重可达正常小鼠的 3 倍。病因在于其一个隐性基因突变,并将此基因命名为肥胖基因(obese gene;ob gene)。1994 年,张一影等首次从 C57BL/6J ob/ob 品系先天性肥胖小鼠第 6 号染色体中克隆到肥胖基因,并将其编码的 4.5kb 的 mRNA 蛋白质表达产物命名为 Leptin,源于希腊语 leptos,意思是瘦、苗条。瘦素为肥胖病因奠定了分子生物学基础,成为肥胖研究史上的一个里程碑,开创了对肥胖和体重调节的遗传、激素、神经化学和行为学等方面研究的新时代,也一度成为国内外肥胖病研究领域最为时髦、最为先进的指标之一。

瘦素是一种主要由白色脂肪组织分泌的由 167 个氨基酸残基组成的蛋白质类激素。在分泌入血的过程中,N 末端有 21 个氨基酸的信号肽被去除,在翻译后没有糖基化、硫酸化等修饰过程,生成成熟的瘦素——含 146 个氨基酸的激素。脂肪组织分泌的瘦素,其相对分子质量为 16 000,活性部位为 106～140 个氨基酸残基,具有强亲水性,以单体形式存在于血浆中。正常人血清中的瘦素大部分以结合形式存在,而肥胖病患者血清中的瘦素大部分以游离形式存在。

OB - R 主要存在于脑内,分布在下丘脑的腹内侧部、侧部、弓状核、室旁核、脉络丛等处,其中脉络丛含量最高;在外周组织多分布于肺、心、肾、肝、睾丸、淋巴细胞、脂肪组织、胰岛 β 细胞等处,但水平较低。

瘦素具有广泛的生物学效应。其中最重要的是抑制食欲,减少摄食,改变自主神经活动,增加代谢率,导致体温上升,调节进食量和脂肪储存量,另外,还有降低血浆中葡萄糖含量,降低胰岛素的激素的分泌量,进而减少体内能量储备,降低体重,避免肥胖、胰岛素抵抗性糖尿病和不育发生的作用。瘦素可与特异性运输蛋白结合,通过血脑屏障,然后与下丘脑特异受体结合,把体脂信号传递给下丘脑。下丘脑再通过一系列神经体液因素调节机体能量代谢,调整体脂,控制体重相对恒定。

研究者给遗传性肥胖的 ob/ob 小鼠进行肌内注射瘦素,能够明显抑制食欲,促进代谢,四周后脂肪下降将近 75% 而且没有明显的副作用。给 ob 小鼠脑脊液中注入瘦素后进食量明显减少,体重渐降至正常,而且减少的仅为脂肪组织。同时,其基础代谢率有所升高,这说明抑制食欲、增加能耗和减少体重可能是瘦素减肥的主要机制。总之,瘦素主要是通过抑制食欲、减少能量摄取、抑制脂肪合成和增加能量消耗 3 种途径来调节体脂。

瘦素可以通过下丘脑调节进食量,也可以直接作用于脂肪增加脂肪代谢,消耗脂肪。当血液中瘦素在正常水平时,瘦素主要通过对下丘脑的作用来抑制进食,对脂肪组织代谢没有直接作用。但当血液中瘦素水平明显增高时,通过对下丘脑和直接对脂肪组织的两种作用,一方面减少进食量,另一方面通过增加脂肪代谢来消耗体脂。

瘦素曾经被认为是脂肪细胞的专有产物,有专家据此肯定肥胖病与内分泌系统的关系密切,而实际上,近些年研究发现,瘦素并不是脂肪细胞的专利,在一些其他细胞中也发现了瘦素的基因表达。而且也有研究表明,一些肥胖病患者或者动物体内存在高水平瘦素,但因为多种复杂因素造成了机体对瘦素的不敏感和抵抗而发生了肥胖病。

2. 神经肽类

神经肽是泛指存在于神经组织并参与神经系统功能作用的内源性活性物质,是一类特殊的信息物质。下丘脑可通过接受胃肠分泌的一些信号肽,调节进食和能量平衡。与饱食有关的信号肽包括:胃肠激素肽 YY(peptide YY,PYY)、生长激素释放肽(ghrelin)、可卡因等;与饥饿中枢有关的神经肽Y(neuropeptide Y,NPY)。这些信号可作用于下丘脑,调节动物进食行为。

胃肠激素肽 YY 是由回肠及结肠 L 细胞分泌的由 36 个氨基酸组成的短肽,分子结构及生物活性与神经肽 Y 及胰多肽(pancreatic polypeptide,PP)相似,合称为肽类家族。研究发现,胃肠激素肽 YY 能够通过调节下丘脑中枢影响食欲的神经通路来减少食物摄入,引起饱胀感,从而降低体重。

Ghrelin 又称为饥饿素,是联系胃肠道、垂体和下丘脑调节能量平衡的脑肠肽,主要由胃底细胞分泌,作用于大脑饥饿中枢,产生饥饿感,刺激机体进食。研究发现,餐前 2 小时血浆 Ghrelin 水平开始升高,在进食时到达高峰,1 小时之内降至正常水平。Ghrelin 是 1999 年由 Kojima 等在大鼠胃组织中发现的一种多肽,是生长激素促分泌受体(GHSR)具有生物活性的内源性配体,因为它具有促进生长激素(GH)分泌的作用而被命名为 Ghrelin。实验证明静脉注射 Ghrelin 可以明显增加饥饿感,可以增加近 30% 的食物摄入量。Ghrelin 不仅可以通过能量代谢引起体质量增加,还可以直接作用于脂肪细胞,造成脂肪细胞数量增多而引起肥胖。

神经肽 Y 是一种有 36 个氨基酸的胰多肽,广泛分布于中枢和外周神经系统。其能参与能量平衡与神经内分泌调控,是一种强有效的摄食刺激因子。其是广泛分布于下丘脑的神经递质,是 Leptin 在下丘脑内的一种中介物。

神经肽 Y 最主要的作用是增加食物的摄入,但其调节体重的机制除影响摄食外,还表现在降低交感神经对棕色脂肪的作用、降低饱食动物的产热效应、促进白色脂肪组织对葡萄糖的利用,能增强瘦素活性、增加白色脂肪组织内促进脂类合成的酶的表达,最终使体脂储存增加,体重增加,并增高血液中胰岛素和皮质类固醇的水平。因此,NPY 是饮食、体重调节的关键因子。当 NPY 基因表达和 NPY 的含量增加时动物的进食量明显增加。NPY 合成和释放量下降则食物摄入量和机体体重下降。

3. 增食因子

下丘脑是调节饮食及能量平衡的中枢。早在 1940 年人们就发现下丘脑腹内侧(VMH)损伤可使动物出现过量进食的现象。这提示 VMH 存在一个进食中枢。1998 年,Yanagisawa 小组于大鼠下丘脑腹外侧(LH)发现了来源于同一前体的两种可促进食欲,与 Leptin 作用相反的神经多肽,并命名为 Orexins(希腊语 orexins,意为食欲)——增食因子 A 和 B(Orexin A,B)。虽然此前已经发现了与饥饿及进食有关的 NPY,但其广泛分布及在大脑中的多种功能使人们很难据此开发出一种仅阻断食欲而无副作用的药物。而 Orexins 不同于 NPY,其分布仅限于下丘脑的进食中枢,尤其是下丘脑腹部两侧,且功能单一,这提示 Orexin 是一种主要在中枢神经系统中发挥作用的调节肽。因此,Orexins 及其受体为开发既能控制食欲又无副作用的新药提供了良好的前景。

目前,对于肥胖基因研究依旧是一个热点,并有一些基因如黑色素受体4(MC4R)基因、阿片促黑色素皮质素原(POMC)基因等被发现,并探索了其影响能量摄入的作用机制。

(二)影响能量消耗的基因

1. 解偶联蛋白基因

能量消耗的调节也是决定体重的重要因素。线粒体是细胞产能和耗能的主要场所,对休息状态、体力活动和适应产热时机体的能量消耗水平均具有重要影响。解偶联蛋白(uncoupling proteins,UCPs)是一种哺乳动物特有的、存在于脂肪细胞线粒体膜上的蛋白质,作为线粒体内膜的质子载体,可以将内膜外侧的 H^+ 运回内侧,降低了物质氧化过程中 H^+ 形成的膜两侧电化学梯度,使氧化过程与 ADP 磷酸化过程脱偶联,ATP 生成减少,能量消耗和产热增多,体重下降,促进机体尤其是脂肪细胞中的能量消耗。即 UCPs 能使氧化磷酸化产生的质子流改道离开线粒体的三磷酸腺苷合成,因而把能量变作热消耗掉,而不是利用它们或将它们储存起来。

2. β-肾上腺素能受体(ARs)

β3-肾上腺素能受体基因是肥胖分子病因学研究中确定的若干对脂肪组织具有专一性的候选基因之一。分布以脂肪细胞为主,为一个有 7 个跨膜单位,与 G 蛋白相关联的受体。在人类主要分布于棕色脂肪和白色脂肪中,尤其是内脏脂肪组织如肾周及网膜等,也有少量分布于胆囊、肠道的平滑肌、胃、前列腺及左心房中。β3-AR 在机体内脂肪的氧化分解、能量代谢及调节机体产热的过程中起着重要的作用。棕色脂肪组织主要是脂肪动员和产生能量的场所。白色脂肪组织可储存脂肪,是能量储存的场所。β3-AR 主要位于脂肪细胞中,特别是棕色脂肪中,起产热和促进脂肪分解的作用,对脂肪细胞的代谢起负反馈调节。在儿茶酚胺类物质兴奋下,使用 β3-AR 拮抗剂可使脂肪细胞 cAMP 产生减少,并阻断甘油从脂肪细胞中释放。

β2-肾上腺素能受体(β2-AR)通过刺激糖原分解、脂肪动员等来调节机体的能量平衡。儿茶酚胺类是通过刺激脂肪细胞的脂解作用来调节能量的代谢,而 β2-AR 是脂肪细胞脂解作用的受体。

(三)影响脂肪细胞储存脂肪的基因

脂肪组织能够分泌产生一系列细胞因子,通过自分泌、旁分泌,甚至通过血液循环作用于远处的靶器官,参与能量代谢及平衡,在肥胖的发生、发展中起着重要的作用。这些脂肪细胞因子主要有:脂联素、瘦素、肿瘤坏死因子α、抵抗素、IL－6、PGAR。Leptin 在肥胖发生中的作用前面已有详述,这里不再赘述。

1. 脂联素(adiponectin/Acrp30)

1995 年 Scherer 等通过扣除杂交筛选前脂细胞系 3T3－L1 的分化相关基因时首先克隆了小鼠脂联素的 cDNA。Acrp30 从脂肪细胞表达分泌后主要存在于外周血液中。Arita 等发现胖人比瘦人的血浆 Acrp30 水平低,Hu 等发现肥胖模型(ob/ob)小鼠的白色脂肪组织中 Acrp3 的转录水平比野生型小鼠的低,而后 Hotta 等人证实了 Acrp30 水平与体重的这一关系。

2. 肿瘤坏死因子α(TNF－α)

过去认为,肿瘤坏死因子α 主要由单核巨噬细胞产生,近来研究发现,在肥胖的糖尿病模型鼠脂肪组织中肿瘤坏死因子α 表达明显增高,提示脂肪细胞也可以编码并产生肿瘤坏死因子α。Nishimura 等研究发现,肥胖病患者脂肪细胞能产生大量的具有生物学活性的 TNF－α,而在体重减轻后其浓度降低。

TNF－α 主要通过引起胰岛素抵抗参与机体的能量代谢与脂肪积累的调控:①直接对脂肪、肌肉细胞膜上的葡萄糖转运蛋白起抑制作用,使其表达减少、功能减退。②直接影响脂肪细胞、肝脏细胞上的胰岛素受体的数量及其与胰岛素的亲和力,并可进一步抑制胰岛素受体磷酸化和底物的磷酸化。③TNF－α能激活神经酰胺类物质。神经酰胺类物质可抑制胰岛素刺激脂肪细胞对糖的摄取作用。④TNF－α 可能作为一种独立的或与其他细胞因子协同的细胞毒性因子产生一氧化氮,直接作用于胰岛 β 细胞。因而 TNF－α 被看作是胰岛细胞致病性损害的重要介质。⑤TNF－α 可抑制其他脂肪细胞因子如脂联素的合成及增加 FFA 的释放。

3. 抵抗素(Resisten)

Steppan 等给他们所发现的这种脂肪组织特异分泌的激素取名为抵抗素,是因为多方面的研究结果显示这种新激素可导致胰岛素抵抗。实验证明了 3T3－L1 脂肪细胞经胰岛素刺激的葡萄糖摄取率可被纯化重组的抵抗素降低 37%,被抵抗素 IgG 抗体升高 42%。M. Bajaj 等发现血浆抵抗素水平与肝的脂肪含量有关,并且影响肝对胰岛素的敏感性。目前对抵抗素的研究还不透彻,抵抗素的作用机制也不清楚,有人认为抵抗素能通过胰岛素的抵抗作用,对人体脂肪代谢产生重要的影响。

4. 白细胞介素-6(IL-6)

白细胞介素-6是另一种与糖、脂代谢有关的脂肪细胞因子。Mohamed等证实肥胖病患者脂肪组织能够分泌大量的IL-6,使血浆中IL-6水平上升25%。IL-6的水平与IR密切相关,有学者认为其机制可能是IL-6能够诱导脂肪组织分解,促进脂质氧化,抑制胰蛋白酶的活性,从而对抗胰岛素的作用。另外,当机体大量运动时,骨骼肌内的能量危机可以作为刺激IL-6表达释放的信号,IL-6的水平可以达到基础状态下的100倍,大量的IL-6诱导脂肪组织分解。

二、内分泌代谢因素

肥胖发生与内分泌系统关系密切,其发生在一定程度上受到激素的影响。一些内分泌激素如肾上腺皮质激素、胰岛素分泌过多,以及甲状腺激素、性腺激素分泌减少等,均可发生肥胖。

1. 甲状腺激素与肥胖

医学家们从甲状腺功能亢进症患者出现消瘦症状、甲状腺功能低下时候出现肥胖的情况进而推测甲状腺激素与肥胖之间的关系,并且也因此进行了一些研究,如肥胖病患者使用甲状腺素片等来控制肥胖。一般认为,甲状腺素主要通过对基础代谢率的调节而影响体重的变化。四碘甲状腺氨酸(T4)和三碘甲状腺原氨酸(T3)是甲状腺分泌的两种激素,二者合称为甲状腺激素,它们都是碘化的氨基酸衍生物。T3、T4作用增强(甲状腺功能亢进症)时,代谢率加快,饮食增加,同时消耗也增加,出现消瘦;作用低下(甲状腺功能减退症)时,则代谢功能低下,代谢率减慢,产生厌食和身体肥胖。

2. 胰岛素与肥胖

胰岛素是胰岛β细胞所分泌的一种蛋白质激素。胰岛素是能量代谢中的重要调节激素之一,也是已知的唯一降低血糖水平的激素。其主要生理功能是调节糖代谢,同时对脂肪和蛋白质代谢也有调节作用。胰岛素可促进脂肪细胞的葡萄糖转变成中性脂肪并储存起来,同时抑制储存脂的水解,使血中游离脂肪酸减少。此外,胰岛素对脂肪酸的氧化分解也有抑制作用。因此,胰岛素水平增高,促进脂肪合成,抑制脂肪分解,在肥胖开始时起到了相当重要的作用。

3. 肾上腺素与肥胖

肾上腺是人体的一个重要内分泌腺体,包括皮质和髓质两部分。肾上腺皮质分泌三大类激素,即盐皮质激素、糖皮质激素和少量的性激素。其中的糖皮质激素能够促进蛋白质的分解,抑制使其合成,使分解出来的氨基酸转移至肝脏,加强糖异生过程,并拮抗胰岛素,使胰岛素与其受体结合受抑制,减少外周葡萄糖的利用;脂肪、肌肉组织摄取葡萄糖也减少,使血糖升高。糖皮质激素使四肢脂肪分解增加,而腹、面、两肩及背部脂肪合成增加,这就是"向心性肥胖"。

4. 促肾上腺皮质激素与肥胖

促肾上腺皮质激素释放激素(CRH)主要作用于腺垂体中的 POMC,使其分解为促肾上腺皮质激素(ACTH)、β - LPH 和少量肽类。CRH 有两个受体:CRH - 1R 和 CRH - 2R。CRH - 1R 主要由牵张力诱发;CRH - 2R 特定表达于VMH,调控进食。CRH 通过减少能量摄入和增加能量消耗而减少脂肪生成。各种原因导致的直接或间接 CRH 分泌不足都会引起肥胖。

5. 性激素、生长激素与肥胖

雄激素、雌激素与孕激素都属于可以促进机体合成代谢的激素,因而从理论上说,这三种激素都具有促进肥胖发生的作用。

研究发现,男性肥胖病患者,体内的雄激素水平与肥胖度成反比,越是肥胖雄激素水平也低,这就难怪一些肥胖男性容易出现女性的特征。男性肥胖病患者体内雌激素水平的高低与体重的增长成正比关系,造成这种现象的原因,与脂肪细胞可以将雄激素通过芳香化过程转变为雌激素有关。

女性肥胖病患者体内雄激素水平与男性恰恰相反,往往是呈增高的趋势;体内雌激素水平变化与男性患者基本相同,即体内的雌激素高低与体重的增加成正比关系。

生长激素在人体中的作用,一方面是促进身体增长和蛋白质合成,另一方面又阻止糖类的吸收和加速脂肪氧化。肥胖者生长激素分泌明显低于正常人。另外,生长激素的生酮作用,可加速体内储存的脂肪水解,增加血中游离脂肪酸,同时也使脂肪氧化加强,生成的酮体增多。

6. 胰高血糖素

胰高血糖素由胰岛 α 细胞分泌,其作用和胰岛素相反,抑制脂肪合成。

总之,肥胖的病因是多方面的,如遗传倾向、饮食习惯、体力活动减少及精神因素等,都是重要原因。

三、种族民族因素

一般情况下,人们都有一个印象,亚洲人体型中等,而西方民族则多出现肥胖情况。研究者在平衡了教育程度、年龄等因素后发现,黑人女性的体重指数、肥胖率及皮下脂肪厚度均高于白人女性。在我国广西地区的一个研究中,调查了广西籍壮族、广西籍汉族及其他民族与肥胖的关系,发现不同民族的肥胖发生率不同。其他民族的人群 BMI 较高,广西汉族人群次之,而 BMI 最小的是广西壮族人群。

四、年龄性别因素

年龄也是肥胖的一个重要的影响因素,从儿童到青年、壮年、老年,体重是一个不断变化的过程。一般而言,在儿童期、老年期更容易发生肥胖。此部分在前边已经有所陈述。

女性通常比男性更容易肥胖,这主要是生理上本身的差异,有多种因素促成女性身体脂肪含量比男性多。标准体重下的女子身体脂肪含量为 25% ,而男子只有 15% ,一般认为与女性雌激素增加脂肪沉积的作用有关。林海等分析了我国 45 岁以上中老年人的营养状况,结果女性中肥胖者所占比例明显高于男性,分别为 25.40% 和 17.24% ,男、女现患病率分别达 31.72%、40.79% ,农村中分别为 8.98% 和 15.94% 。1968 年在英国伦敦的人群中调查结果显示,随着年龄的增高,男女的肥胖人数都在增加,但是女性的增加速度高于男性,到 50 岁以后,女性肥胖的人数就超过男性了。从男、女比较来看,50 岁以内,人群中男性肥胖率比女性高,50 岁以后则女性偏高。而从整体上看,成人中肥胖人数男女差别不大。

五、环境因素

社会是个大舞台,其政治、经济、文化、环境等因素对于肥胖病的发生都有着十分重要的意义。

1. 社会经济状况对肥胖病发生的影响

经济基础决定上层建筑,但是经济基础也决定机体的脂肪。研究发现,在经济状况不太发达的第三世界国家里,社会经济状况越好者,肥胖的发生率往往也越高;社会经济状况越差者,肥胖的发生率反而较低。与其形成鲜明对照的是,在西方富裕、发达国家里,社会经济状况越好者,其肥胖的发生率越低;社会经济状况越差者,肥胖的发生率越高。这一调查结果也正好可以用来纠正中国人以往总认为胖是"富相"的观点,在困难时期,许多穷苦人食物供应不足很少发生肥胖,而富裕阶层因为有钱很容易得到各类食物,富人营养更好一些,容易发生肥胖;而在富足时代富人更加注重于自身的健康和体重调控,通过摄取健康食品、追求时尚等达到控制体重的目的。从现实也发现,富人更喜欢健康的、精雕细刻的食物,甚至把食物作为享受,穷人可能仅限于果腹。

2. 社会经济地位对肥胖病发生的影响

社会经济地位是人的受教育程度、经济收入水平及职业特点的综合反应,不同的社会地位就必然影响到一个人的生活、思想、行为选择等多个方面。

观察发现,体能消耗少、工作规律化、从事室内工作的人多有肥胖倾向,如教师、炊事员、行政工作人员和一些特殊职业的工人。经过调查发现,许多整天坐着工作的人,大多数人腹部都有些肥胖。研究资料显示:炊事员由于每天受芳香气味的刺激,加之每日进食过多的高能量饮食,肥胖的发生率多达60.4%;食品厂和啤酒厂的工人中,肥胖人多达44.8%(其他单位的人肥胖发生率仅为15.9%);长期在办公室工作的人,约有80%的人有轻中度肥胖。

调查研究发现,脑力劳动者的肥胖发生率高于体力劳动者,城市居民的肥胖发生率高于农村。欧美国家的研究表明,社会经济状况与肥胖发病率可能存在反向关系,社会地位越低肥胖者越多,且女性的肥胖状况受社会经济地位的影响较大,男性和儿童受到的影响较小。社会经济地位和女性(特别是中年女性)的肥胖呈负相关,社会经济地位低的女性其 BMI 值及肥胖率均高于中等及高社会经济地位组。社会经济地位不同的成年女性随着年龄的增长,其 BMI 及肥胖率的变化也不相同,社会经济地位较高者的 BMI 及肥胖率随着年龄增长的变化幅度小,而社会经济地位低的从事手工劳动女性的变化幅度较大。

3. 文化因素

文化是指一个国家或民族的历史、地理、风土人情、传统习俗、生活方式、文学艺术、行为规范、思维方式、价值观念等。由于受教育程度、职业、生活环境的差异,从而造成不同的人群文化背景有所差异。由文化背景所致的对于肥胖和健康的看法和观念,会影响肥胖的发生率。比如很多老人喜欢小胖孩。

富裕的生活,全方位的"呵护",哺育出越来越多的肥胖儿童。而在中国人交际中,饮食文化也十分丰富,饮食膏粱厚味,且以荤为主,否则总觉得待客不周,这也让人们在推杯换盏之间吸收了大量的脂肪和能量。

六、饮食因素

体重主要是由热量的摄取和消耗的平衡决定的。对大多数人而言,肥胖是由于能量摄取过多,消耗相对不足,导致能量失衡的结果。进食量过多,尤其是饮食中脂肪含量增加是能量摄取过多最常见的原因。《汉书·郦食其传》云:"王者以民为天,而民以食为天。"但我们发现,同样都是吃饭,而一些人就是不胖,一些人却肥胖了,甚至生了疾病。为什么? 由此我们就要考虑一下,人们吃的东西也有讲究。

饮食造成肥胖的原因,不外两点:

1. 饮食结构的变化

饮食结构主要指我们饮食中的成分结构。我们知道,一个人要维持正常的生命活动,主要靠食物,而食物主要包括六种成分,那就是糖、脂肪、蛋白质、维生素、矿物质和水,俗称六大元素。糖、脂肪、蛋白质与肥胖发生关系最为密切,随着人们生活水平的不断提高,中国人的营养结构也发生了很大的变化,先前是食物匮乏,营养不足,主要以碳水化合物为主,而今主要以高糖、高脂肪、高蛋白为主,彻底告别了过去"瓜菜代"的时代,这一饮食结构的转变,为肥胖病的蔓延做了铺垫。

人体的三大元素,最终的代谢结果只有两种,一种就是被消耗掉,一种就是消耗不掉而转化成能量(主要是脂肪)堆积起来。糖和蛋白质都可以通过一定的渠道转化为脂肪堆积。

所以,我们会发现饮食因素对于肥胖病的发生具有重要的意义,而这个发生机制主要体现在以下几个方面:一方面是摄入过多。比如大吃大喝,尤其是一些应酬多的人员,天天喝酒,日久天长,能量蓄积就造成了脂肪堆积,形成了"将军肚"。而一些女性,虽然正餐不吃多少,但因为爱吃零食,能量源源不断,结果也会造成脂肪的堆积。另一方面就是能量消耗过少。这主要见于一些特殊的职业,比如坐办公室且不爱好活动的人员,结果能量就无法得到充分的消耗,这就形成吃的多,动的少,不需要的能量就堆积了下来。

中国人长期处于农业社会环境,一日三餐,相对规律,每日的主食量在

500克左右,在饮食结构上主要是以碳水化合物(粮、谷类)为主,肉食较少,可算点缀。尽管随着生活水平的不断提高,但长期处于荤素搭配良好的阶段。不过,这个阶段目前正在发生着转型。"转型期"膳食结构变化的特点是"粮食消费逐年下降,动物性食物成倍增长",从而导致"碳水化合物摄入量逐年下降,脂肪摄入量逐年上升"。国人"低脂肪、低蛋白、低热量、多纤维"的传统膳食结构正悄然向"高脂肪、高蛋白、高热量、少纤维"的西方型膳食结构转变,促进了肥胖病的发生。

在当前中国人的烹饪中有一个现象值得关注,就是油的大量使用。很多人认为"油多菜香"的理论让油料作物种植和油料加工成了一大产业,很多家庭在做饭时候,会放入大量的植物油并想当然地认为比动物油安全,而且随着年龄的增长和嗅觉的不敏感,很多人做饭放油会越来越多。实际上,过量摄入油脂对于身体的肥胖是一个推动力量。

2. 饮食方式的改变

饮食方式因区域、性别、职业等有很大的不同。人们进食量的多少是依靠食欲(饥饿感)和饱食感这两种主观感觉来进行调节的。当有了饥饿感后大脑就会及时发出信号促使人们进食,吃进了一定的食物后,便出现饱食感,从而负反馈于大脑中枢,停止进食行为。这一调节机制是通过丘脑下部的饥饿中枢和饱食中枢来完成的。但通常在什么时间进食,进食多少后停止,一般与个人习惯和生活方式密切相关。

(1)多吃、好吃的人容易肥胖。人的味蕾是一个有意思的器官,可以让人产生不同的食欲。一些人终生就是味蕾的奴隶,总喜欢好吃、多吃、吃好,食欲亢进。观察发现,习惯于好食、多食的人常常肥胖,他们并不是把吃饭当作生活必须而是当作享受,很多时候父母的这种习惯很容易影响到后代,造成后代也出现好吃的情况。一般情况下,好吃多吃的父母,往往会培育出肥胖的幼苗。这种习惯在青春前期和青春期,对引起肥胖病的关系不明显,而到中老年后,运动量减少,而饮食习惯不变,往往易致热量过剩而转化为脂肪堆积,造成中老年性肥胖。

(2)进食频次与食物分量也会影响肥胖。在饮食习惯中,进食的频次减少也会促进肥胖,成人若是少餐多吃会使脂肪沉积而增加体重,同时还容易升高血清胆固醇而降低糖量。

法国国家医疗健康研究所调查发现,人们饮食时单份食品的重量对肥胖与否至关重要。调查发现,法国人与美国人饮食习惯与口味基本相同,各种食品的成分也大同小异,然而美国人普遍比法国人要胖,美国各年龄段肥胖人数比例也明显高于法国,原因就在于单份食品大多是"超重"。比如在法国巴黎的饭馆中,一盘菜的平均分量为277克,而在美国费城,则要达到346克,超出法国一盘菜平均分量的25%。这一差别在法国和美国其他地方基本一样。超市里的食品也是如此,巧克力、饼干等许多食品美国单份重量都大大超出法国同类食品,有的甚至超出60%之多。专家分析说,当人们看到一份食品时,会自然而然地把它吃完,一般一人就吃一份,"大份"及"超大份"食品风行,能量摄入自然增多。

(3)进食速度与肥胖关系。日本狮子牙科卫生研究所和东京牙科大学社会齿科研究所联合组织的一项调查显示,吃饭速度过快是导致工薪阶层肥胖的根本原因。调查结果表明:在超过肥胖倾向指数的被调查者中,有43%的人表示是速食主义者;此外,50%吃饭犹如囫囵吞枣的人都具有肥胖倾向。吃饭速度过快,人就不能及时感觉到饥饱,往往导致饮食过量。研究显示,吃饭速度过快是工薪阶层肥胖的原因。据德国《今日心理学》报道,德国特里尔大学进行的一项研究表明,肥胖儿童的进食速度快于正常儿童,而且受他们母亲的影响极大。以卡尔·马丁·皮尔克教授为首的特里尔大学课题组认为,这些肥胖儿童的母亲经常催促孩子们快吃,长此以往使他们潜移默化地形成快食的习惯。

(4)夜餐过于丰盛。中国现在进入经济快速发展的时代,尤其是竞争的压力让工作变得不再是享受和快乐,很多人在单位从早忙到晚,早上、中午吃饭凑合,晚上家人团聚一般都要吃上一顿丰盛的团圆饭,这个时候就很容易将白天的亏空得到弥补,而且一般饭后疲惫也不去进行锻炼,倒头就睡或者看电视等,摄入的能量不能及时地进行消耗,从而在睡眠时间开始吸收、堆积,造成夜餐综合征,脂肪不动声色地堆积起来。

七、不良生活方式和体力活动减少

1. 快节奏,快生活

现代社会是一个竞争的社会,各种压力伴随着一个人的终生。要适应这个社会,就必须适应一种快节奏的模式,要不然就会在激烈的竞争中败下阵来。为此,现代的人总是十分紧张地投入生活、工作,与之适应的衣食住行等都成了快节奏的样本。在工作中,很多人都因为快,要接受快餐、快食,要进行短暂的休息,要熬夜苦战,为肥胖病的发生做好了铺垫。时下,各种洋快餐尽管诉病不断,但是却十分畅销,这其中主要就是庞大的适应快节奏的消费人群的功劳,没有麦当劳、肯德基,这些人群必然选择其他的快餐。

2. 不运动,缺乏锻炼

众所周知,运动是消耗能量的主要因素。如果摄入的能量并未减少,甚至增多,而运动或体力活动减少,体内脂肪会逐渐积聚,导致肥胖。但是以车代步、上下楼梯乘电梯、长时间坐着看电视、缺乏体力活动的现象已经司空见惯,能量消耗不了就开始肥胖;肥胖了就变得十分懒惰,限制了体力活动,使身体热能消耗进一步减少,恶性循环,体重不断增加。在现代社会,经济迅速发展,营养水平不断提高,同时机械化和电气化作业降低了劳动强度,而交通工具的发达、家务量减轻等,使体力活动明显减少,易于发生肥胖。人们把更多时间花在汽车内、电脑和电视前,甚至一个电脑达人在电脑前一坐一天也不为奇。对电话、汽车、电脑的依赖都来自人们摆脱饥饿恐惧后的自由。不良的生活方式与肥胖变成了孪生兄弟。

3. 环境过于舒适

享受往往成了人类的追求,有人说社会发展就是懒人的功劳。有了懒人才有了现代化的设备。人不想长途跋涉,就开始制造马车、自行车、汽车、火车;不想上楼,就发明了电梯;不想过炎炎夏日,就发明了空调;不想去亲自采购,就发明了快递、快运、代购。人类社会的无限美好的享受造成了自己与过去祖先的重要区别,就是劳动强度明显降低。比如空调房内,夏季空调和冬季暖气环境下,减少了出汗的机会,降低了基础代谢率,能量消耗减少,就会容易发生脂肪堆积。

八、病毒与肥胖

Dhurandha 等检测到第一株可引起肥胖的人类病毒。这是一种可以引起咳嗽、打喷嚏和其他感冒症状的 36 型腺病毒。在研究中将它接种给动物数月后,这些动物的平均体重比未感染者增加 7%,体内的脂肪含量却是正常动物的 2.5 倍多,血中胆固醇和三酰甘油水平也升高。由于感染该病毒的动物的食量并不比未感染者多,提示该病毒减少了能量消耗,而不是增加食欲。该病毒会干扰食物消化的正常过程,把过多食物转化成脂肪,并使脂肪细胞数量增加,储存脂肪能力增加。在接下来的研究中,Atkinson 等人从美国的一些肥胖治疗团体征集志愿者,同时从一些大学征集肥胖和非肥胖志愿者共 502 人。用血清中和法检测腺病毒 2 型(Ad－2)、腺病毒 31 型(Ad－31)、腺病毒 36 型(Ad－36)和腺病毒 37 型(Ad－37)的抗体,并检测血清胆固醇和三酰甘油水平。在存在腺病毒 36 型抗体阳性和阴性差别的 28 个配对组中比较他们的体重指数(BMI)和体脂含量。结果显示:腺病毒 36 型抗体阳性与肥胖有显著相关性。在 30% 的肥胖者中出现腺病毒 36 型抗体阳性,而非肥胖者中阳性率为 11%。

研究还发现与肥胖有关的病毒还有腺病毒 37 型、禽腺病毒 SMAM－1 型、博尔纳病病毒、犬瘟热病毒、羊瘙痒因子。对这些病毒与肥胖相关的研究只是处于动物实验阶段,能否使人体产生同样的效果尚无定论。不是所有肥胖都是由病毒引起的,但研究显示病毒感染很可能在肥胖发病中起着重要作用。

九、药物因素

(1)避孕药:目前临床使用的避孕药物中的主要成分,多为人工合成的雌激素和孕激素。根据其作用功能的不同,可简单分为抑制排卵型、抗着床型和影响子宫功能型三类。根据其所含主要成分、使用剂型、用法和给药途径的不同,又可分为复合型避孕药、序贯型避孕药等不同类型。少数女性(2%～5%)服用避孕药物后,可能会出现体重增加的情况,这与以往使用的避孕药物中所含雌、孕激素量稍大,以及女性自身体质情况有关。如避孕药物中所含孕激素可以影响机体的合成代谢过程,使体重增加,而雌激素可以引起体内水钠潴留,同样可以使体重增加。

(2)治疗精神分裂症的氯丙嗪、治疗结核的雷米封(异烟肼),以及降血压药物利舍平,可通过对下丘脑产生化学作用,会使人的食欲增加。小剂量药物几乎不会造成什么危险(尚有用小剂量氯丙嗪治疗减肥期间的焦虑不安情绪的报道),但是,如果长期应用,则应尽量避免。

(3)肾上腺皮质激素类药物,如可的松、氢化可的松、地塞米松等,在有效治疗过敏性疾病、风湿病、类风湿病、哮喘的同时,也可使患者形成继发性肥胖。

(4)用于治疗胃痛、眩晕的灭吐灵,助消化药物酵母片、蛋白质合成剂苯丙酸诺龙、胰岛素等,均能导致身体发胖。

十、心理与精神因素

据俄罗斯《21世纪化学与生活》杂志报道,莫斯科医学研究院的专家发现,目前只有近10%的肥胖病患者能够在成功减肥两年内保持原有的减肥成果。不能保持减肥成果的原因很复杂,其中一个原因便是部分肥胖病患者的"心病"未能得到治疗。据专家介绍,一些人在情绪低落时会不断地吃东西,或者暴饮暴食。另一些人常常失眠,并且在失眠时吃东西。久而久之,这些人便容易患肥胖病。当这种肥胖病患者接受节食治疗时,常会出现抑郁、苦闷等反应。待疗程结束后,他们就会不由自主地大吃,减肥成果也就付之东流。另外,有研究表明,孩子如果功课压力过重,或是学习成绩不理想,精神长期紧张,就会有意无意地拼命多吃零食,借以缓解精神紧张的状态,长此以往,就会出现肥胖。

调查发现,喜欢生气的肥胖者减起肥来不但非常困难,而且减肥效果的反复性还非常大。有人发现当情绪波动时有74%的肥胖病患者食量增加,而非肥胖病者在心理障碍时则吃得较少。当然,有时候地会有因为情绪失落造成食欲不振,情绪良好时候食欲大开的情况。实际上,对于食欲与消化功能之间的关系,无论中医西医都有深刻的认识。如中医就认为肝郁可以乘脾,情志不畅,可以影响到消化功能。

十一、下丘脑与高级神经活动

饱食中枢位于下丘脑腹内侧核,摄食中枢位于下丘脑腹外侧核,它们之间有神经纤维联系,在功能上相互调节、相互制约。动物实验证明,这两个中枢受机体内糖、脂肪及氨基酸的影响。所以当下丘脑病变或体内某些代谢改变时可影响食欲中枢发生多食,产生肥胖。这是下丘脑综合征的主要原因。单纯性肥胖时多认为下丘脑有功能性改变。

大脑皮层高级神经活动,通过神经递质影响下丘脑食欲中枢,在调节饥饿感和饱食方面发挥一定作用。精神因素常影响食欲,食欲中枢的功能受制于精神状态。当精神过度紧张而肾上腺素能神经受刺激伴交感神经兴奋时,食欲受抑制;当迷走神经兴奋而胰岛素分泌增多时,食欲亢进。已知刺激下丘脑腹内侧核促进胰岛素分泌,故食欲亢进;刺激腹中核则抑制胰岛素分泌而加强胰升血糖素分泌,故食欲减退。这表明高级神经活动是通过自主神经影响下丘脑食欲中枢及胰岛素分泌,进而产生多食肥胖或厌食消瘦。

正因为下丘脑在摄食行为中的调节作用,从而为临床医学研究者控制肥胖病提供了新的治疗手段,一些专家开始采用外科手术的方式控制一些严重的肥胖病患者,产生了良好的治疗效果。

第四章
肥胖病的临床表现

早在1948年,肥胖就被国际疾病分类体系定义为一种疾病。但在1997年WHO肥胖问题报道之前,人们并没有认为肥胖是一严重公共卫生及医疗问题。1997年WHO宣布肥胖已成为全球的流行病,将成为全球首要的健康问题。因为肥胖对公众的健康构成了严重威胁,与艾滋病、吸毒、酗酒并列为世界性四大医学社会问题,而伴发的高血压、高脂血症、糖尿病、冠心病、脑卒中称为"死亡五重奏"。

肥胖病根源在于脂肪细胞的病理性变化,然而长期以来在临床上并没有统一的分科,多因为其临床症状或者并发症而被归于心血管科、呼吸科、内分泌科等。现代研究表明,肥胖病应该属于营养代谢性疾病范畴,同时与多个系统存在着密切的联系,因此在表现为肥胖基础症状的情况下,更多地表现出各种并发症。

第一节　肥胖病患者的外观和一般状态

肥胖属于对人体型的描述,脂肪多造成的体型变化是基础性的表现。在外观上表现一般为:身体肥大、粗壮或臃肿,体重超过一般人,脸面圆形,面容雍容,眼裂窄小,双下巴,颈部短粗,胸部较宽,肌肉丰满,抑或乳腺肥大,腹部

隆起而膨大,四肢粗壮,皮肤皮脂腺分泌亢进等。根据不同的体态和脂肪分布部位,可分为以下类型:

(1)束带型肥胖:脂肪堆积区主要分布于背部、下腹部、髂部、臀部及大腿,肥胖生殖无能综合征的肥胖就是此种类型。

(2)大粗隆型肥胖:脂肪主要分布于股骨大转子区域及乳、腹、阴阜等处。更年期后的肥胖多半属此类型。

(3)下肢型肥胖:脂肪储存区域从髋部而下至踝部,有时局限于腿肚及踝部,如进行性脂肪营养不良症,形成下半身极度肥胖而上半身极度消瘦。

(4)上肢型肥胖:脂肪储存主要位于背、臂、乳房、颈项、颜面。肾上腺皮质增生、肿瘤及垂体嗜碱性腺癌(库欣病)所致的肥胖属此型。

(5)臀部肥大型:脂肪主要堆积于臀部,形成臀部特殊肥大。为某些民族的特征,属于一种遗传性体质。也常见于女性。

(6)中心型肥胖(向心性肥胖):主要表现为腹部的肥胖,大腹便便或者腰围增粗。这种情形在男性比较多见,也常称为男性肥胖。

第二节　肥胖病在不同系统的表现

肥胖病除了自身的脂肪超标堆积造成形态的变化外,很多时候会以并发症的形式出现。不过因为医院、医务工作者和患者对肥胖的重视度不够,从而很容易忽略这些并发症,往往把出现的并发症当作首发疾病,反而把肥胖仅仅作为一种诱因而存在。实际上,在肥胖之后发生的很多症状,虽然可以归属于不同的疾病,但我们认为在排除了原发性疾病之后,就应该从肥胖的并发症角度进行分析。

一、肥胖在心脑血管系统的表现

1. 血压异常

研究表明,肥胖者中高血压的发病率明显高于非肥胖者。2010 年由中国高血压防治指南修订委员会制定的《中国高血压防治指南 2010》中援引美国弗莱明翰心脏研究报告显示，与正常体重者相比，超重男性和女性的新发高血压风险分别是其 1.75 倍和 1.46 倍；日本学者一项研究表明，腹型肥胖增加高血压发病风险为 2.33 倍；我国 24 万成人随访资料的汇总分析显示，体重指数 ≥ 24 千克/米^2 者发生高血压的风险是体重正常者的 3～4 倍。一般认为，肥胖病患者体内脂肪组织大量增加，使血液循环系统发生障碍，随着脂质沉积，从而会导致动脉粥样硬化，促使血压的发生。加上肥胖病患者中存在着一定程度的水、钠潴留，也加重了高血压的发生。

当然在临床也存在着胖人血压不高反而呈现出低血压的表现，这种情况可能与其他并发的疾病有关，可能存在着其他的风险。但从统计学上来看，肥胖病患者高血压的发生率明显增高。肥胖病患者还是要及时关注血压变化，已经血压升高的要及时采取措施控制体重。

2. 血脂异常

血脂为血浆中的脂类物质，包括三酰甘油、磷脂、胆固醇、胆固醇酯和非酯化脂肪酸等。血浆脂类含量虽只占全身脂类总量的极小一部分，但外源性和内源性脂类物质都需经过血液运转于各组织之间。因此，血脂含量可以反映体内脂类代谢的情况。由于血浆胆固醇和三酰甘油水平的升高与动脉粥样硬化的发生有关，因此这两项成为血脂测定时的重点项目。临床上，有"血脂四项"与"血脂七项"说法。

高脂血症与动脉硬化有着密切的联系，而动脉粥样硬化会导致高血压、冠心病、脑出血、脑栓塞，是威胁人群最重要的死亡原因之一。研究发现，肥胖病患者的机体组织对游离脂肪酸的动员和利用减少，导致血液中的脂肪含量升高。肥胖者进食过多的碳水化合物，血浆三酰甘油水平增高则更明显，肥胖者餐后血浆乳糜微粒澄清时间较长，血中胆固醇水平亦会升高。研究认为血液中三酰甘油和胆固醇升高的水平与肥胖程度成正比。我们在临床和实验观察中，对于肥胖和血脂水平进行了研究，虽然也存在着胖人血脂水平不高或者低的情况，但整体上血脂高的居多。同时，我们认为，那些胖人伴发血脂水平低者更应该引起关注，可能存在着其他的原因。

肥胖病的发生主要是脂肪发生了病理性变化，而脂肪变化的前提是血脂。应该说，血脂异常与肥胖病发生有着共同的根本。研究发现，肥胖病患者往往伴随着血脂的异常，两者关系主要表现在：①饮食因素：肥胖者进食总热量多超出自身所需,其中脂类食物比例增加,是高脂血症形成的原因之一。②遗传因素:有家族遗传倾向的肥胖病患者常常伴有高脂血症,甚至该家族中体重正常者也有高脂血症。肥胖者中高脂血症以高三酰甘油血症最常见,其次为高胆固醇血症。③胰岛素抵抗:胰岛素有促进脂肪合成、减少脂肪分解、减少血中游离脂肪酸含量及降低血中三酰甘油水平的作用。肥胖病患者尽管体内胰岛素分泌量增加,但因其效用减低,加上血糖升高,二者都可促使脂肪分解相应增加,血中三酰甘油及游离脂肪酸浓度增高。有资料表明重度肥胖血脂升高占到69%,中度占到19%,轻度占到6%,超重占到6%。正因为此,多数研究将血脂异常与肥胖病同时研究。

3. 血流变异常

血液流变学是研究血液和血管的宏观与微观流变特性规律及在医学等领域内应用的科学。通过对血液黏度、黏弹性、流动、凝聚等流变特性,以及红细胞变形与聚集、血小板聚集、纤维蛋白原等的测定,能够判断人易患疾病的情况,从而进行预防性治疗。

研究发现,45.2%的肥胖病患者的全血黏度、血浆黏度、红细胞电泳、血沉、血小板聚集率、纤维蛋白原均明显升高,其中以全血黏度低切率值,血沉的增高最为明显。如肥胖合并其他病变如血流变检查的异常,则与疾病的严重程度有关。轻型糖尿病肥胖者的血沉、纤维蛋白质、红细胞电泳等变化较明显。

4. 冠状动脉粥样硬化性心脏病

肥胖病与心血管疾病的关系十分密切,研究表明,肥胖者中高血压和冠状动脉粥样硬化性心脏病的发生率均高。一般认为,肥胖引起心脏病变的主要机制与过多脂肪堆积,增加循环血容量,引起心脏负荷加重和导致高血压,以及引起的高脂血症等关系密切。

丹麦一项大规模调查证实,肥胖儿童成年后患心血管疾病的风险远远大于体重正常的儿童。接受调查的是1930～1976年期间在丹麦首都哥本哈根生活的2.8万名7～13岁的儿童,这些儿童当时定期在学校进行体检,体检结果都记录在案。根据跟踪调查,这些儿童中成年后有1.46万人患有心血管疾病,已有4 104人死于心血管疾病。研究人员发现,在这些患者和死者当中,儿童时期身体超重者明显多于体重正常者。例如,一名13岁的儿童身体超重11.2千克,成年后患心血管疾病的风险就比体重正常的儿童高出33%。

肥胖病与冠状动脉粥样硬化性心脏病关系密切,其主要机制为:①过多脂肪堆积,增加循环血容量,引起心脏负荷加重和高血压。②并存的脂质代谢异常和高热量饮食容易引起高脂血症,导致冠状动脉粥样硬化和心肌细胞脂肪沉积,心室壁增厚,心肌顺应性降低。③肥胖者多不好动,过度肥胖也使活动量受限,从而致使冠状动脉侧支循环削弱或不足,心脏代偿能力下降。

5. 脑卒中

肥胖是脑卒中的高危因素。因为肥胖病多并发高脂血症和动脉硬化,血液黏度增高,会导致脑供血不足、脑功能不全、脑梗死、脑出血等;肥胖也是引发高血压的重要因素,而且随着肥胖程度的增加,其高血压发生率也成倍地增加。高血压又是导致脑出血的主要因素。

我国古代医学家很早就注意到了肥胖易中风的特点。《黄帝内经》中说肥胖人过食膏粱厚味,损伤脾胃,以致不能运化水谷精微,湿聚生痰,痰瘀化热;或挟肝风上扰,或流窜经络而致诸病丛生,强调肥胖之人是极易发生中风的人群。这些肥胖人为什么易发生中风呢?金元医家刘完素在《素问玄机原病式》中说:"所谓肥人多中风者,盖人之肥瘦,由气血虚实使之然也。……故血多气虚则肥。"指出机体内在的功能的紊乱、新陈代谢的不平衡是产生肥胖的原因所在,而机体抵抗力的降低(气虚)和血液黏度的增加(血实)是中风发生的重要病理改变所在。元代医家朱丹溪认为,肥胖人发生中风的体质特点是"肥白人多湿"。近代医家张山雷在《中风诠》中进一步强调"肥甘太过,酿痰蕴湿,积热生风,致为暴仆偏枯,猝然而发,如有物使仆者,故仆击而特著其病源,名以膏粱之疾"。

古代医家的认识和现代研究是吻合的。最近瑞典科学家在用超声技术对肥胖者的脂肪分布情况研究时发现,在肥胖程度相同的情况下,男性腹部肥胖者发生中风的危险性增加3~5倍,女性腹部肥胖型发生中风的危险比周围型肥胖大大增加。国外对一组116 759名年龄在30~55岁的体重指数超标的女性随访6年,结果显示:866例发生卒中。因此认为体重增加和肥胖为缺血性卒中及不明性质卒中的明显危险因素;18岁以后体重明显增加的女性,其发生卒中的危险也增加,体重增加11~19千克者,发生缺血性中风的危险增加1.7倍,增加20千克以上者则增加2.5倍。

国内的研究资料也有类似的认识,在我国,男性肥胖是脑梗死的危险因素之一。男性肥胖脑出血发生率是非肥胖者的3.6倍,女性肥胖者脑出血发生率是非肥胖者的 1.7 倍。其发生的原因是由于肥胖者血液中脂类增加,黏度升高导致动脉粥样硬化,使血管弹性减弱,进而成为高血压病,最终引起脑梗死与脑出血。另外,中风的发生也与肥胖人并发糖尿病、心脏病有关。

6. 阿尔茨海默症

痴呆是一组脑部疾病的名称,它影响记忆力、行为、学习和语言能力。老年痴呆症又叫"阿尔茨海默症"(Alzhermer's Disease),美国前总统里根就是老年痴呆症患者。

《神经学杂志》发表文章称,有着正常体重但腰围过大的人中老年后被诊断为老年痴呆的概率是那些体重和腰围正常者的 2 倍,如果再加上肥胖的话,这个概率就会上升到 3 倍。1964～1973 年,怀特曼和她的研究小组就开始对样本量达到 6 583 的人群进行跟踪调查。当时这些人在 40～45 岁,研究人员让他们每天测量腰围,然后根据测得的数字计算出腹部直径。如果腹部直径大于或等于 9.8 英寸(1 英寸 = 2.54 厘米)即可认为是腹型肥胖。而后在 1994～2006 年,当这些人到 70～78 岁的时候,他们中已经有 1 049 人被诊断为阿尔茨海默症。

对数据进行统计发现,那些体重和腰围都超标的人是其他人患病率的 3.6 倍,而体重正常但腰围超标的人是其他人的 1.9 倍。一些研究者指出与老年痴呆有关的脑部改变可能早在成年早期就开始了,也有研究表明成年后期的腹部脂肪会加快脑部细胞减少的速度。随着当今社会老年人口的不断增加,老年痴呆患者的数量必然呈现上升的趋势;而且老年痴呆的治疗效果不乐观。因此该病要早期干预,预防老年痴呆应当从中年开始就要采取综合性措施,肥胖控制是其中较为重要的因素。

二、肥胖在内分泌系统的表现

1. 内分泌异常

肥胖与内分泌病的关系密切,以至于很多人将肥胖当作内分泌性疾病进行归属。当前研究比较深入的就是糖尿病等与肥胖的关系问题。

大量的研究表明,糖尿病与肥胖关系密切。美国科学家罗杰·昂格尔在《美国医学会杂志》上发表文章说,腹部脂肪过多对导致成人患糖尿病的过程有决定性影响。研究显示,腹部脂肪细胞的数量和体积一旦增加,就能产生很多与新陈代谢过程有关的物质,而这些代谢过程会影响热量的消耗和食物的消化。这些多余物质会导致与脂肪组织细胞相互作用的自由基水平上升,最终造成胰岛 β 细胞死亡。

安禄山,提起这个名字,可能谁都不陌生。历史上的安史之乱就是他的"功劳",他狡黠奸诈,骁勇善战,拥有重兵,以"清君侧"为由发动叛乱,使强大的大唐帝国开始走下坡路。安史之乱是唐代由盛而衰的转折点。叛乱后称帝,做了两年瞎眼皇帝,被其子谋杀。我们知道安禄山,可是大家可能并不知道,安禄山也是我们研究的对象之一。因为他就是一个大胖子。安禄山身体特别肥胖,腹垂过膝,自称腹重为三百斤。他每次走路,由左右抬挽其身才能迈步。他乘驿马人朝,每驿中专筑一台为他换马用,称为"大夫换马台",不然,驿马往往要累死。驿站还专门为他选用骏马,凡驮得五石土袋的马才能使用。鞍前特装一小鞍,以承其腹。从安禄山后来发病的症状看,如眼盲、脾气暴躁、疮疡等,我们大约可以推论其曾经有糖尿病的病史,这与他的肥胖有着密切的关系。

2. 肥胖与代谢综合征

代谢综合征是高血压、血糖异常、血脂紊乱和肥胖病等多种疾病在人体内集结的一种状态。据对上海市社区居民的调查,在高达约 15% 的代谢综合征患病人群中,大腹便便的人患代谢综合征的最多。当 BMI(体重指数)大于等于 30 时,患代谢综合征的风险提高 10 倍。据中华医学会糖尿病学会的调查,目前在中国城市 20 岁以上的人群中,代谢综合征的患病率为 14% ~ 16%。研究表明,肥胖病患者糖尿病的发生率是非肥胖病患者的 12 倍。由于脂肪细胞对胰岛素不敏感,患者糖耐量常降低,血浆总脂、胆固醇、三酰甘油及游离脂肪酸常增高,呈高脂血症与高脂蛋白血症,此均为糖尿病、动脉粥样硬化、冠心病、胆石症等病的诱因。血浆氨基酸及葡萄糖都倾向于增高,形成刺激胰岛 β 细胞的恶性循环,于是肥胖更加重。

三、肥胖在生殖系统的表现

1. 性发育不良

一项历时 3 年对哈尔滨市十几万男性中小学学生的健康普查发现,少儿肥胖率高达 21.4%,其中 38% 的肥胖男孩患有阴茎短小、睾丸发育不良,以及其他各种先天性生殖器官疾病。

女性肥胖病患者甚至会出现闭经、不育,男性患者性激素明显改变,甚至会出现阳痿、不育、类无睾症等。女性患者多闭经、不孕,提示性腺功能异常,有时伴多囊卵巢、经少经闭,常不孕及男性化。男孩在脂肪的作用下体内雄性激素转化成雌性激素,抑制了雄性激素的分泌,导致在青春期发育中第二性征发育迟缓,本应成长发育的男孩却出现阴茎短小、睾丸容积下降而呈女性化的现象。如果延误治疗,可能直接影响男性成年后性功能、性能力和生育能力。造成青春期男性第二性征发育不良,无胡须、无喉结、无阴毛。青春期出现阴茎、阴囊不发育,阴茎始终处于童子型,小、细而短,包皮过长或严重包茎。青春期始终不出现排精现象,以及小睾丸等。

2. 性早熟

与正常体质量女童相比,肥胖女童的乳房发育和月经初潮的年龄提前。根据 Rosenfield 等调查发现,高体质量指数的女童月经初潮平均年龄为 10.2 岁,比正常 BMI 的女童要提早 10 个月。有研究者对 67 名 12～14 岁女学生的调查发现,与对照组比较,肥胖组骨龄相对提前,月经初潮发生比例明显较高,且月经初潮年龄亦提前 0.55 岁。另有调查表明,超重女童与肥胖女童性早熟的发病率均显著高于正常体质量女童。2009 年对郑州地区 3～12 岁儿童性早熟流行病学的调查发现,正常体质量女童性早熟检出率为 1.1%,而超重和肥胖女童性早熟检出率为 3.1%。对深圳市 8～14 岁女童性发育现状的调查发现了类似结果,即肥胖和超重女童性发育提前。国外相关研究发现,与性发育正常的同龄女童相比,性早熟的白人和黑人女孩的 BMI 更高。上述研究提示:肥胖可使女童性发育提前,与流行病学调查结果一致。动物实验也发现雌性肥胖大鼠有性发育提前倾向,它们具有比正常体质量雌性大鼠更高的雌激素水平。

智利大学女性健康研究中心对圣地亚哥 1 300 多名女中学生进行了调查,研究社会经济状况、社交、饮食、体重等因素对少女月经初潮的影响。结果发现,体重对月经初潮时间影响最大,体重过重将导致月经初潮提前。调查还显示,公立学校 1/3 的女学生体重偏重或过重,她们的月经初潮平均年龄为 12.5 岁;私立学校女学生中只有 6% 体重偏重,她们的月经初潮平均年龄为 13 岁。

3. 性功能障碍

性是人类的正常生理需求,和谐美满的性生活是维持夫妻关系的重要因素。但肥胖者一般不愿活动、嗜睡、易疲劳,稍做运动即感心慌气短;一些过度肥胖者,由于动作不便,尤其腹壁、大腿脂肪过于肥厚者,给正常性生活造成一定困难,会影响到夫妻关系。

有研究认为,女性肥胖者性欲普遍低下,其原因也与体内雌激素水平低下有关。除此以外,肥胖对卵巢功能有明显影响,表现为卵泡发育异常、排卵障碍、发育不良,甚至导致性欲丧失、性感不足,甚至性厌恶等。据测定,多数肥胖男性血中睾酮偏低,雌激素偏高,较正常男性高 1 倍以上。原因在于,体内脂肪量增加可使雄激素较多地转化为雌激素,而后者又抑制垂体促性腺激素分泌,进而使睾酮分泌减少,可使男子阳性特征表现不充分,另外加上肥胖引起的糖尿病、高血压等,这些疾病本身可影响性功能,导致性欲减退和阳痿。

四、肥胖在消化系统的表现

肥胖病患者一般被认为好吃。食欲好是处于早期肥胖尤其是青中年时期肥胖的特征,表现为食欲亢进,善饥多食,出现便秘、腹胀等症状;而到了后期,在消化功能减弱的情况下,会出现纳呆、消化不良的情况。一些肥胖病患者还常常出现腹泻、胆囊炎、慢性胃炎等表现。也有研究表明,肥胖病患者脂肪肝的发生率较高,男性为 60%,女性为 50%;胆石症的发生率也较非肥胖病患者明显增高。

五、肥胖在呼吸系统的表现

肥胖可导致呼吸困难。在生活中,最常见的就是,肥胖病患者稍事活动,就气喘吁吁、呼吸困难、上气不接下气,这是典型的低换气综合征。研究者发现,当体重指数升高时,最大通气量下降,进而导致气流和容积也下降。用力呼气量与用力肺活量成比例下降,并与最大通气量相关。脂肪组织增多对胸壁压力的主要影响是降低其顺应性,增加呼吸困难,导致静止容量和流量降低,这也是肥胖病患者持续发生更多严重呼吸疾病的原因。

1. 睡眠呼吸暂停综合征

肥胖还可引起睡眠呼吸暂停综合征。肥胖过度可造成肺的功能性和器质性损害,脂肪过度堆积引起肺扩张受限,氧交换降低,长期则会导致白天嗜睡、夜间睡眠不良的"肥胖通气不良综合征",严重者则会出现"睡眠呼吸暂停综合征",出现注意力不集中、记忆力减退等症状,甚至导致慢性肺功能和心功能衰竭等并发症。儿童时期肥胖如出现较严重的打鼾,家长应予以足够的重视。

2. 肺泡低换气综合征

由于大量脂肪沉积体内,体重过大,活动时须消耗能量及氧气较多,故肥胖者一般不喜运动、少活动、嗜睡,稍事活动或体力劳动后易疲乏无力,但每单位体表面积耗氧量并不多于正常人。

3. 皮克威克综合征

皮克威克综合征又称肥胖性肺心功能不全综合征或肥胖通气不良综合征,是一种特殊类型的肺源性心脏病。多发于极度肥胖的患者,是肥胖病患者中一种常见、严重的并发症。发生的主要原因与患者胸腔、腹腔内脂肪组织增多,导致主持呼吸功能的胸腔容积缩小,膈肌运动受限,患者肺部通、换气功能受限所致。患者临床主要表现为不能平卧、心悸、口唇发绀、全身水肿、呼吸困难等症状。随着病情发展,患者可出现间歇或潮式呼吸、神志不清、嗜睡或昏睡等。

六、肥胖病的其他影响

1. 恶性肿瘤

研究表明,男性肥胖者直肠癌、前列腺癌发生率增高,女性子宫内膜癌发生率增高,绝经后乳腺癌发生率增高,胆囊及胆道癌发生率也增加。

世界癌症研究基金会的报告发现,过多脂肪和癌症之间有着密切的联系。肥胖增加患癌症的机会的原因是多方面的。首先,许多致癌物质和有害物质是脂溶性的,堆积在脂肪里,摄入的动物脂肪越多,发生癌的可能性就越大。其次,肥胖病患者常有高血脂,对免疫细胞(如巨噬细胞)有抑制作用,使人体免疫功能衰退,识别和杀死癌细胞的能力下降。最后,体脂过多可造成"雌激素优势",从而诱发乳腺癌和子宫癌等。目前认为与肥胖关系密切的癌症主要有乳腺癌、子宫内膜癌、肾癌、大肠癌、胰腺癌、食管癌等。

有学者认为,某些癌症的发生、发展与雌激素有关,雌激素水平越高越易患乳腺癌。正常女性雌激素主要由卵巢分泌。肥胖女性体内雌激素除卵巢分泌的一部分之外,脂肪细胞还可以制造雌激素。这也是导致乳腺癌发生的一个原因。更年期女性肥胖者,患这类癌症的概率更高。肥胖女性一旦出现月经紊乱、绝经期延迟或绝经后阴道异常出血,应及早去医院检查。

瑞典研究人员发现,病态肥胖者患肾癌的危险性要比普通人高两倍。肥胖者体内某些激素(如胰岛素)水平升高,促进了肾细胞癌的生长,肥胖还影响肾脏的血液供应,使肾对致癌物更敏感。

引发大肠癌的罪魁祸首是经常吃高脂食物。一方面,摄入的动物脂肪越多,溶解和吸收致癌物质的危险性就越高。另一方面,胃肠道在消化高脂肪类食物时,需要更多的胆汁,多余的胆汁被肠道细菌分解后,可产生有致癌作用的"二级胆酸",这种致癌物常年作用于肠黏膜,就容易使肠黏膜发生癌变。日本东京大学的研究表明,肥胖的程度和大肠癌发生有直接的关系。

据美国中文网 2009 年 11 月 5 日编译报道:肥胖每年在美国引起的癌症超过 10 万例,随着美国人越来越胖,这种病例还会上升。美国癌症研究学院报告称,大约一半子宫内膜癌是因为体内脂肪过多引起的;肥胖引起大约 1/3 的食管癌。癌症是美国第二大杀手,仅次于心脏病。美国癌症协会预计,2009 年 147 万人被诊断为癌症,56.2 万人死于这种病魔。研究人员说,"人们可以算出如果美国人都维持健康体重,有多少比例的癌症可以预防。"如果保持正常体重,美国人可以预防的癌症数量:食管癌——35% 的病例,即 5 800 人;胰腺癌——28% 的病例,即 1.19 万人;胆囊癌——21% 的病例,即 2 000 人;直肠癌——9% 的病例,即 1.32 万人;乳腺癌——17% 的病例,即 3.3 万人;子宫内膜癌——49% 的病例,即 2.07 万人;肾癌——24% 的病例,即 1.39 万人。

2. 皮肤病

(1)黑棘皮病:主要表现为皮肤色素沉着、角质增多,严重时有天鹅绒状的突起,令人总有一种洗不干净的感觉,以颈后和腋下最为常见。黑棘皮病的出现是病理的信号,与高胰岛素血症有关,发展下去会出现 2 型糖尿病、高血压及脂质代谢紊乱等。

(2)膨胀纹:皮肤上可有紫纹,分布于臀外侧、大腿内侧。主要表现为腹部两侧、大腿内侧呈梭形、淡紫红色条纹,患者还会出现满月脸、水牛背、将军肚。这些症状说明已经出现了皮质醇的增多,发展下去会引起骨质疏松、高血压、无力、低钾等。

(3)皮肤感染:肥胖者膝关节、下腹部等处,褶皱处易磨损,引起皮炎、皮癣。特别是在盛夏季节,肥胖病患者腹股沟两侧股内、臀缝、肛门四周和男性的阴囊、女性阴道、乳房下方等处皮肤,由于排泄汗腺不利,积汗和分泌物过多,局部热量得不到散发、造成浸渍,致使局部充血、皮肤脆性增高,容易发生皮炎、擦破,而且容易合并化脓性或真菌性感染。

3. 免疫力低下

肥胖人易患感冒,却不易很快好转。平时多汗而怕热,抵抗力也较低,易继发感染。倦怠,对事物不关心,常有乏力和疲惫之感,对许多事情感觉麻痹与迟钝,有些胖人认知能力和智力较低。

4. 肥胖者关节压力增大,退化性关节病或关节炎发生率增加

膝关节是人体最大、最复杂和活动度最大的关节,承担着重要的负重和运动功能。一般人在行走时,膝关节软骨面的负重约为自身体重的 3.02 倍,上楼梯时约为 4.25 倍,跑步时随着步伐的短促与剧烈而增加。

膝关节承受的应力及方向取决于肢体的力线、体形、肌肉力量及其相互作用。美国学者研究表明,控制体重可以缓解膝关节炎患者的症状。流行病学研究发现,肥胖对膝关节骨性关节炎的发生有一定的影响。这除了肥胖而引起的机械性因素外,还与肥胖的全身代谢因素有关。肥胖女性膝关节骨性关节炎的发病率是正常体重女性的 4 倍。天津市空军水上村医院一项最新调查显示,该院近 3 年接诊的膝关节炎患者中有 1/3 是肥胖者,肥胖人群患膝关节炎的危险明显高于体重正常人群,肥胖已成为导致膝关节损伤的一个重要原因。

第五章
肥胖病治疗方式与评价

　　自从人们认识到了肥胖病的危害和对自身的不良影响,尤其是社会形成一个强有力的以瘦为美的氛围的时候,人们的眼光就开始转移到了对肥胖病的控制上来。这个群体包括政府、医院、企业、个人等,减肥已经成了一个极为大众化的频率极高的词。在百度网中输入"减肥"两个字,就可以搜索到超过100 000 000篇网页。而且现在许多报刊上,肥胖病也成了一个永葆青春的话题。

　　然而,摆在人们面前的是,减肥市场的鱼目混珠和不规范,一些医院随便开诊,杂志虚假广告满天飞,科学减肥显得十分重要。健康减肥,必须首先树立良好的心态和科学指导。一些宣传快速减肥的报刊,甚至说一个月可以减肥十几千克,或者更多,这只能使一些急于减肥者上当受骗。肥胖既非一日多吃之过,减肥也不能急于求成。减肥只能在医生指导下合理进行,不能完全听信一些夸大其词的宣传。在这里,我们结合研究并借鉴一些文献资料对减肥常用的方法进行介绍。

　　针对本章内容,需说明几个问题:

　　(1)依据临床和实验室研究,本章所列出的主要为实用性、疗效显著、被专家学者肯定的减肥方式,其中有运动疗法、饮食疗法、药物疗法、外科手术疗法,以及行为和心理疗法,对于中医药疗法因为自成体系,具有自身的特点和特色,因此放在单独一章进行介绍。

　　(2)本章列出的减肥方法不同于一般的对群众进行的科普宣传教育材料,因为其具有医学临床操作的特点,因此在操作者、执行环境、适用人群等方面都有严格的要求。

作为一种疗法，在使用时对于医者或者操作者必须具有资质的要求，要求是医师或者保健师，需要专门的医生和操作人员，而条件许可的话最好有定点操作环境。其他人员所从事的减肥方式的培训或者操作，不具有医疗实质，不属于一种疗法，但可以作为一种生活方式引导。

减肥疗法需要一定的使用环境，不同于单纯的晨练，其面对的主要是肥胖病患者，因此，需要特定的环境，比如医院或者几种锻炼场所，具有固定性、长期性，以便于医患沟通、医生观察和持久地进行治疗。那种不停变化治疗场所的疗法不适应于治疗。

本章治疗方法适应人群具有明确的选择性，我们认为治疗的对象首先是肥胖病患者，就是经过诊断判定为肥胖的患者，其中可能包括原发性的，也可以包括继发性的，患者的表现一般是体重超重达到肥胖标准的患者，如轻度、中度、重度肥胖病患者。此外，对于一些体重超重但未达到肥胖者也可以对其采取一些预防性饮食、运动等方法，此方面的指导可以依据常规性的膳食指南等内容，可以有一定的随意性。

（3）对于患者来讲，减肥治疗必须在普遍性意见的指导下，建立适合于个人体质和病情的个体化诊疗方案。根据患者的肥胖程度及并发症的有无，进行规范化治疗，建立适应患者条件的治疗处方和规范化的方案，并严格按照方案进行治疗，在中间出现病例脱漏等现象时要正确处理，这种脱漏可能与患者的适应能力不高、耐受程度差、严重并发症、出现意外等有关，作为医者要根据患者情况及时对症处理，并妥善修正减肥方案，以充分适应患者。

（4）肥胖病患者在治疗中，可以选择单一的减肥方式。但为巩固疗效、提升患者的依从性，也可以采取多种减肥方式结合的方法，从而改变单一疗法中的消极情绪，或者起到多种疗法相辅相成的作用，如在减肥运动疗法、药物疗法等操作中必须充分结合饮食疗法，否则很难在治疗中取得效果。因此，我们建议在治疗过程中要多方式、方法结合进行，那种单一疗法下还允许患者不限制饮食的行为是不科学的。我们的目标是为了治疗疾病而不是为了证明哪一种疗法有效。

（5）减肥治疗方式是相对于日常人的生活方式进行的更为严格的约束性模式，在治疗中不可轻易地认为是日常生活的简单要求，如饮食疗法中一些群众会认为单纯地少吃或者不吃一些东西就行了，而实际上需要对能量和热量进行科学的评定,并不是不能吃或者少吃,而是能量把握到位。

（6）所有的减肥方式或方法不能以患者增加新的并发症或者其他疾病为代价,安全性是所有疗法的基础因素,必须引起医者、患者的高度重视。任何牺牲健康或者生命的治疗方法都不可取,那种存在风险的治疗方式如饮食疗法中的饥饿疗法、外科手术、药物疗法等都必须以不危害患者生命为前提。

（7）减肥中最大的问题在于反复。不反弹是减肥的追求,但实际上,无论是科学的减肥还是不科学的减肥,反弹很多时候都是无法达到彻底避免的。对于患者来讲,在治疗的时候必须对于减肥进行科学的认识,要以积极的心态去治疗,同时又要对反弹的因素进行彻底的规避,如运动疗法之后的饮食超标等,患者长期严格要求才能保证减肥效果。因此,减肥疗法的结束不代表减肥活动的结束和减肥意识的停止,而要保持良好的生活状态,采取措施减少肥胖诱发因素。

第一节　运动减肥疗法

运动减肥疗法,顾名思义就是采取运动的形式进行肥胖控制。实际上,运动已经深入人心。在各种疾病的防治、健身强体方面得到了妇孺皆知的认可。生命在于运动,没有运动,就不会有生命,即使健康的生命也会凋谢。实践证明,运动是减肥最为可靠的方式。

一、运动减肥机制

体育锻炼、运动疗法所以能达到减肥的作用,实际上这不仅仅与我们常识性地认为运动消耗体能、加速脂肪代谢有关,还有其他的机制:

（1）调节神经与内分泌功能。正常人之所以能保持相对恒定的体重,主要是在神经系统和内分泌系统的调节下,合成与分解代谢相对平衡的结果,肥胖者的这种调节机制如果发生障碍,代谢就会发生紊乱,合成代谢大于分解代谢,多余的糖类、脂肪就以脂肪的形式储存起来。体育运动作用于神经和体液系统,可以改善神经与内分泌系统,恢复它对新陈代谢的正常调节,促进脂肪代谢,减少脂肪沉积。肾上腺素、去甲肾上腺素分泌增加,可提高脂蛋白酯酶活力,促进脂肪分解利用,游离脂肪酸增加,降低胆固醇、三酰甘油等脂类物质,减少脂肪沉积在实质器官。同时由于运动时胰岛素分泌下降,可防止糖向脂肪转化,减少了脂肪的形成。

(2)在运动中,肌肉加强对血液内游离脂肪酸的摄取及利用,而血液则从脂肪细胞加快释放游离脂肪酸来获得补充,其结果使体内脂肪消耗,体重下降。食物中的脂肪进入体内后,分解为游离脂肪酸和三酰甘油进入血液,储存于脂肪细胞中,如果摄入含脂类物质愈多,脂肪组织就愈增加。另外,过多摄入的糖类食物体内也会转变为脂肪组织储存起来。肌肉运动需要大量能量,短时间的运动由糖燃烧来提供能量,较长时间运动由脂肪燃烧来提供能量。当增加运动时,肌肉活动需要热量,因此对血的游离脂肪酸和葡萄糖利用率增高,脂肪细胞得不到补充,反而还要支出,于是就缩小减少。

(3)肌肉运动还能增加血液内葡萄糖的利用率,防止多余的糖转化成脂肪,这样就减少了脂肪的形成。体内脂肪减少以后,脂肪在心脏、血管、肝脏等器官的沉积亦可减少,因而可避免因肥胖、脂肪过多沉积而引起这些器官的并发症。

(4)加强心脏收缩力量,增加血管的弹性,改善心肺功能。肌肉运动还可以改善外周血液向心脏的回流,改善心脏对体力活动的适应能力。运动尤其是呼吸运动能增加胸廓及膈肌的活动度,加深呼吸,增加肺活量,改善呼吸功能。

二、运动治疗方案的制订

(一)运动治疗方案概念

运动治疗方案是临床医生为了规范化操作,保证治疗效果,对于肥胖病患者依据科学的原则和方法制订一个系统的方案,指导人们有目的、有计划地科学锻炼。此方案包括患者的一般情况、病情诊断、减肥目标、项目选择、运动强度等内容。

(二)运动方案的类型

1. 治疗性运动方案

这个方案的对应目标主要是那些肥胖程度较高或具备并发症的情况,一旦医生研究并与患者沟通制订下来,就带有一定的约束性、目的性。这样的患者要在减肥治疗的同时积极应对并发性疾病。这也是我们临床上治疗的重点。对患者采取的治疗方法一般应该具有较为明晰的治疗方向和目的,并体现出个体化、量化的要求。例如,赵某,女,身高 156 厘米,体重 75 千克,伴发浑身无力、呼吸暂停综合征等症状,就可以依据情况对其进行一般情况登记、进行肥胖类型和并发症诊断,进而做出一个有规划的治疗方案。在方案的指导下,坚持一个月减轻体重 3 千克,这就是一个完整的治疗性方案。

2. 预防性运动方案

这样的方案一般属于建议性,随意性比较强。如一些老年人早上打太极拳等运动,可以是正常人进行练习,其主要目的在于防病健身,而淡化治疗目的。这类型方案也可以使用于肥胖程度不重的患者或者有肥胖倾向的人群。如为了预防儿童肥胖,在医师的指导下,就可以跟幼儿园小朋友制订一个控制体重的方案。

(三)制订运动方案的原则

1. 安全性

我们必须明晰一个概念,那就是运动的实用对象已经不是正常体重的人,一般发生肥胖之后,有超重严重的患者,也有伴发各个系统并发症的情况,这个时候必须充分地依据患者的体质特征、肥胖程度、健康状况和心肺功能、年龄、性别、特点而定,注意患者的安全。要在不损害身体健康或不影响儿童和青少年生长发育的情况下从事运动锻炼。

2. 可接受性

运动项目的选择要吸引人、调动受治者的兴趣。医疗性质的运动不是社会上的健身机构,其目的在于控制疾病,降低并发症,在运动的选择上要适合患者的要求和能力,开展项目要得到患者的认可,这是保证患者建立良好依从性的关键因素。

3. 不反弹

运动治疗的目的在于对肥胖的彻底控制,如果进行突击的训练或者不能长期坚持而造成反弹,就是失败。因此,对于肥胖的运动疗法必须结合患者其他疗法如饮食控制、健康教育等,从而控制肥胖。

4. 可行性

运动医学开展对于肥胖及肥胖并发症的研究目前还不十分成熟,其更多用于一些中风后、脑瘫、畸形等患者的康复训练。一些训练项目也已经纳入医保等范畴,而对单纯的肥胖病患者来讲,则可能要承受不小的费用,很容易限制肥胖运动医学的开展。因此,在处方的制订上一定要突出可行性、可操作性,不能超越医疗机构的条件和患者的承受力。

（四）运动方案的内容

1. 运动项目

根据体育运动参加者的目的选择有针对性的运动项目。减肥运动的种类主要有以下几种。

（1）力量性运动:力量性运动在减肥中,主要用于肌肉力量和肢体活动功能训练,通过有选择地增强肌肉力量,调整肌力平衡,从而改善躯干和肢体的形态和功能,减少脂肪的堆积。

而在肥胖病患者来讲,力量性运动主要在于调动骨骼肌的活动从而促进能量的代谢,塑造形体,达到减轻体重、控制肥胖的目的。适用于肥胖病患者常见的项目有仰卧起坐、双腿直抬高、抗阻性抬腿运动、哑铃操、拉力器、杠铃、举重、投掷、引体向上等。这类运动一般适于年龄较轻或单纯肥胖不伴发心脑血管疾病,肺、肝、肾功能正常的肥胖者。力量性锻炼应根据肥胖者脂肪蓄积的部位选择。脂肪蓄积在腹部者,主要是进行仰卧起坐、双腿直抬高及抗阻性抬腿运动等。脂肪蓄积在肩、胸、背部者,可做哑铃操及拉力器练习等。

（2）耐力性运动:有人称之为有氧运动。该运动项目主要是体现在患者的耐力训练上,以改善和提高心血管、呼吸、内分泌等系统的功能,达到减肥的作用。常见的项目主要有:步行、慢跑、爬楼梯、游泳、骑自行车、步行车、跳绳、划船、滑水、滑雪等。这些运动项目主要的特点是方便,尤其是步行、跑步、骑自行车等项目,几乎适用于所有的群众。对于肥胖者来讲,在进行耐力性运动的时候要注意控制节奏,要适应患者的体质情况,不能过强,以免加重其他并发症,也不能过低无法保证效果。一般认为,耐力性训练更容易激发脂肪的代谢。

（3）广播操、保健操或球类运动:这类运动介于力量型和耐力型之间,在疾病的预防保健中具有重要的地位。适合肥胖病患者的有气功、太极拳、球类运动、健身操、广播操等。如球类运动就综合了耐力、速度和力量运动的特点,锻炼价值较大。常见的项目有足球、篮球、排球、乒乓球、羽毛球、保龄球等,比较适合预防或者病情不重的肥胖病患者。

2. 运动强度

运动强度把握是保证患者安全、确保疗效的关键因素之一。从能量消耗的角度来看,强度中等的运动(如长跑),可以持续较长的时间,总能量消耗就多。除了糖以外,脂肪是供能的重要来源。中等强度运动会消耗糖及脂肪。根据这个道理,时间长、中等强度的运动对减肥效果最好。

日本爱知大学运动医疗中心提出的运动减肥方案是:运动强度为最大运动量的 40% ~ 60%;每次运动 2.5 小时,消耗能量 1 004.5 ~ 1 255.7 千焦耳(240 ~ 300 千卡);每周运动 3 次以上。减肥运动最佳心率的计算方法是:(220 - 年龄 - 安静心率)÷ 2 + 安静心率,也可以是最高心率(次/分)=(220 ~ 年龄)× 0.75,一般成人初练时的最高心率不宜超过 180 次/分。在单位时间内完成的运动量大小和身体的总耗氧量成正比,而总耗氧量和心率成正比。

心率是反映运动强度的生理指标,运动强度可用最大吸氧量、心率、功率、速度(米/秒)等表示。由于运动强度对锻炼者的机体影响最大,运动量过大,使身体过度疲劳,会影响健康;过小的运动量,人体的热能消耗只有糖,并不消耗脂肪。因此,运动心率是影响运动处方效果的关键(表 5 - 1)。

慢跑速度开始由 100 ~ 110 米/分钟,逐渐增到 120 ~ 180 米/分钟。运动时心率控制在 40 岁 140 次/分钟;50 岁 130 次/分钟;60 岁 120 次/分钟以内为宜。运动时间与频度:每次 30 ~ 40 分钟、每周 3 ~ 5 次。

表 5 - 1　运动量与心跳关系

运动量	大运动量	中运动量	小运动量
心跳次数	>145 次/分钟	>125 次/分钟	>105 次/分钟
停止运动后心率恢复到正常的时间	30 分钟	13 分钟	10 分钟

3. 运动时间

运动时间指每次运动所持续的时间,即达到处方要求强度的持续时间。运动时间的长短,要根据个人资料、医学检查、运动频度的大小而定。

4. 运动频度

运动频度即每周运动的次数。运动间隔时间过长或过短都会影响运动处方的效果。一般以每次运动 30 ~ 45 分钟,每周 3 ~ 4 次为宜。

三、肥胖病运动疗法的注意事项与评价

在肥胖的发生、发展过程中,缺乏运动是重要的诱发因素。因此,运动疗法也是迄今最为推崇的减肥方法之一。

(一)运动减肥的优缺点

早在 2 400 年以前,医学之父希波克拉底就讲过:"阳光、空气、水、和运动,这是生命和健康的源泉。"运动可以让人永葆青春。对于肥胖病患者来讲,长期规律有效的运动对于脂肪的有效控制十分有益。其不仅仅在于增加了机体对脂肪的燃烧和能量的消耗,同时对于改善机体功能如肌肉、代谢、精神状态等都有积极的意义。

对于运动减肥,目前正在各级组织和医疗机构如火如荼地开展。值得一提的是,民间运动健身已经得到了很多人的支持和认可,官方在体育健身等方面也给予了一定的支持,把全民健身运动作为一个利民工程进行建设,并取得了一定的成效。在很多社区,各类健身器材已经得到了普及,群众的健身需求得到了一定程度的满足。

在实际的操作中,主要存在以下几个问题:

1. 将运动疗法简单地等同于健身锻炼

在日常诊疗中,许多肥胖患者经常会产生一种感觉,自己也经常运动并到小区进行健身,但是却没有什么效果,从而认为运动根本不起什么作用。实际上,这些患者的主要误区在于没有理解运动疗法的真正含义。我们医学的运动是一种疗法,需要一种规范、良性有序的指导,并具有一定的约束性。因此,医学运动疗法一般也要求一定的场所,并要求在专业医师的指导下进行。那种随意性质的锻炼对于肥胖程度高的患者并不适用,甚至会因为锻炼不当,产生非减肥的效果。

2. 减肥运动开展非医疗行为的多,医疗行为的少

很多人并没有认识到肥胖病进行运动疗法的重要性,包括社会机关和医疗机构,很多时候仅仅把一些形式性的设备购置作为推广减肥运动的策略,实际上,这些健身机构或者器材在一些肥胖的防治中并没有很好效果,也可以说不适应发生肥胖或并发症的人群。我们认为,得了肥胖病应进行专业的治疗,在正规的医疗机构中开展相应的学科和门诊,有效地开展减肥运动。

3. 减肥运动客观评价标准不好把握

运动减肥效果如何,很多时候会受到医者水平、患者配合度、坚持时间等因素的影响。比如不专业的医生,可能在制订减肥运动处方的时候,对于减肥的机制不能够很好的把握,导致运动强度过大或不足,媒体报道也经常会出现在患者指导方面不够,导致运动强度过大出现猝死的情况;另外,因为是一种运动疗法,如果严格按照处方的规定,很多人不能够有很好的依从性。例如对一个 8 岁小男孩制订一个运动处方,严格控制饮食并进行跑步训练,可能在早期能够得到配合,但是时间久了,就会撂挑子不干了,这样就无法达到很好的效果。一些肥胖者在运动疗法稍见起色之后,也会放松对运动的要求,减少运动量或者放弃运动,或者在运动之后进行能量补充等,导致减肥失败。

4. 缺乏专业的技术人员

对于运动疗法在肥胖病领域的运用,至今没有很好的专业研究,缺乏相应的专业人才,很多人只有康复治疗学的知识背景,对肥胖病没有足够的认识和理解,从而在指导减肥方面,没有一套系统的理论体系。没有专门人才也限制了运动减肥在医疗机构的开展。

(二)运动减肥的注意事项

1. 因人而异,量体裁衣

我们开展的运动不仅仅是日常生活中的锻炼,更是一种疗法,一种治疗手段。因此,对于肥胖病患者首先要定位其为"患者",要充分把握每一个患者的特点,进而采取针对性治疗方案,为其建立病房或训练区的话,就应该严格按照医疗运行程序进行治疗。减肥者运动前一定要进行身体检查,如果患有严重的冠心病、高血压和肝炎、肾炎等疾病,不宜进行较大量的体育活动,要先治疗疾病;对于老年人、妇女、孩子,要结合其自身特点,有针对性地开展训练。

2. 树立信心,循序渐进,持之以恒

减肥是一个慢性工程,不可能一蹴而就。对于运动减肥也不能抱着急于求成的目的,作为医者要时刻保持专业风范,对运动减肥的进度、存在问题、患者情况了然于心,在治疗中,要充分支持患者,给他们信心,并提出明确的要求执行减肥计划。要教育患者认识肥胖病的发病原因和机制,在减肥运动中做到循序渐进、持之以恒,坚持持久战。对于那些平时开展运动不足的患者,在运动开始,要进行相应的适应性训练,不能一开始就大负荷运动;运动量应该循序渐进,逐步增加,一般需要 2 ~ 4 周的适应过程。这不仅是为了树立信心和兴趣,同时也有利于调动关节、心肺功能,更好地达到减肥效果。开展训练后一定要坚持如一,不能想练就练,不想练就不练,练练停停无益于减肥与健康。儿童锻炼,家长应该督促,并以身作则,身体力行。

3. 活动适量

运动量是运动减肥的保证。运动量太小,达不到减肥目的;运动量过大,会出现副作用,特别是伴有其他严重慢性疾病的肥胖者和老年人,一定要格外注意。一般来说,运动量要掌握在中等强度,运动后脉搏数青年人以每分钟不超过 150 次为宜,老年人以每分钟不超过 110 次为宜。运动时不应该出现头晕、恶心、呕吐、脸色苍白等症状。运动后肌肉酸痛,睡眠、食欲正常。如果出现头痛、食欲不佳、失眠等症状,说明运动过量。

研究表明,剧烈运动对减肥无效而且无益。譬如利用跑步机跑步、举杠铃、踢足球及一切的窜蹦跳跃,运动时间短,运动量大,人体的消耗量激增,这种消耗中占很大的比例的是糖和水分,极易产生饥渴,会不由自主地加大进食量。这类运动也不易坚持,当运动心率超过 160 次/分钟时,产生的疲惫感常常使人放弃运动,停停打打的结果当然是减肥无效。

4. 准备充分

每次锻炼前应该做一些准备活动,既包括体能的准备,也包括心理的准备。体能的准备如活动上下肢、腰部,使踝关节、腿部肌肉和肌腱充分活动开,肺的气体交换增加,心脏输出的血液增多,以避免肌肉、韧带拉伤和心悸气短。心理的准备主要是患者的心态反应,一般情况下,一些肥胖病患者容易产生自卑心理,不好意思去治疗,因此要帮助其树立信心;一些患者易出现抵触情绪,在进行严格训练后不能适应,心理逆反,尤其是一些孩子,这就要适当把握节奏,建立训练兴趣。

5. 选择合适项目,制订减肥目标和计划

运动减肥是一种治疗性行为,要有一定的规范。我们认为,这个规范应该从项目的选择及计划制订上下工夫。面对肥胖病患者,要结合其身体情况和患者心理,对合适的项目进行选择。项目选择后,要针对性地做出减肥规划。规划的制订主要依据于训练项目和能量的消耗,然后围绕减肥计划进行严格的训练。

美国运动生理学家莫尔豪斯认为:减肥必须采取理智和稳健的方法,即根据自己的实际情况制订切实可行的减肥目标和计划,然后逐渐调整热量消耗与饮食的关系。他提醒减肥者,在 1 周内减体重不应超过 0.45 千克。

四、运动减肥疗法建议

结合运动医学知识,我们根据自己的认识,做一些运动疗法的建议和项目举例,要充分结合患者体质和肥胖情况,仅供参考(表 5-2)。

表 5-2　肥胖与运动疗法建议

患者情况 [BMI 千克/米²]	肥胖 判断	并发症	运动 项目	运动时间	运动强度 [心率次/分]	运动效果
小于 18.5	消瘦	—	跑步	1 小时	150	周增重 0.5 千克
18.5~23.9	正常	—	—	—	—	—
24~28	超重	无	跑步	1 小时	150	周减重 0.5 千克
24~28	超重	有,一般	跑步	40 分钟	130	周减重 0.5 千克
24~28	超重	有,严重	跑步	30 分钟	100	周减重 0.5 千克
28~30	肥胖 1 期	无	跑步	1 小时	150	周减重 0.8 千克
28~30	肥胖 1 期	有,一般	跑步	50 分钟	135	周减重 0.8 千克
28~30	肥胖 1 期	有,严重	跑步	30 分钟	100	周减重 0.8 千克
30~40	肥胖 2 期	无	跑步	1 小时	150	周减重 0.8 千克
30~40	肥胖 2 期	有,一般	跑步	50 分钟	135	周减重 0.8 千克
30~40	肥胖 2 期	有,稍严重	跑步	30 分钟	90	周减重 0.8 千克
40 以上	重度	无论有无	步行	1 小时 (条件许可)	80	周减重 1 千克

注:依据 2001 年 6 月"中国人群肥胖与疾病危险研讨会"中国成人体重指数分类法分类。

此项目仅为建议性质,不作为指导,在具体使用中,要紧密结合患者实际情况,尤其是肥胖程度和并发症的情况,进行适当的调整,并紧密结合其他疗法。

第二节　饮食疗法

肥胖直接起因是长期能量摄入量超标,控制饮食是一种很好的必要的减肥方法。饮食疗法的操作要根据能量吸收的关系,制订出科学的饮食模式,在饮食的量上、饮食的方式上、饮食的结构上进行全面的调整。根据营养水平的高低,可分为零能量、极低能量、低能量、正常饮食和高能量饮食,由此也形成不同的治疗方法,而与减肥密切相关的是零能量、极低能量、低能量和正常饮食结构。

实际上,日常生活中见到的很多肥胖病患者都是因为营养过剩导致脂肪堆积引起的,营养的摄取不是单纯的营养过剩、高脂肪高能量饮食,就是不当的饮食方式。因此,通过调控饮食,降低饮食中的能量,改变饮食方式,对于单纯营养性肥胖意义十分重要。

在进行饮食疗法的时候,必须明确饮食控制并不等于饮食疗法,那些单纯地依靠家庭生活中饮食控制的行为和方式并不是真正的饮食疗法,但是对于控制肥胖病尤其是在预防肥胖相关疾病方面尤为重要。饮食疗法是在营养师、医生的指导下,开展的一种带有临床工作意义的疗法,因此,此疗法可以在医院临床营养科或相应的肥胖病专科进行治疗,是临床医师、营养师的重要工作内容。

一、饮食疗法方案

为达到规范治疗的目的,在开展饮食治疗之前,也要制订一个有效的方案和规划。一般情况下,对于肥胖病患者的处方尽可能结合患者的自身情况,并在营养师、临床医师的参与下制订。包含的内容也可以参照医疗机构的常规处方,如一般情况登记、疾病诊断及处理方案等。

二、制订饮食疗法的依据

科学的饮食疗法方案必须依据患者的情况和营养学的专业知识制订,其根本在于对能量的正确计算和运用。

1. 全面把握患者的情况

在患者开始进行饮食疗法时,要对其整体情况进行全面把握,以确定是否适宜开展此项目。一般情况下,要进行一些诸如胃肠疾病的检查以排除一些有可能因为饥饿等诱发的疾病如消化道溃疡、慢性胃炎、低血压、贫血等,必须对患者的既往病史充分掌握,以防治疗中出现异常情况和突发危险。建议医师或营养师在对患者肥胖病及并发症在掌握的前提下治疗时进行常规的检查。

2. 准确计算能量水平

能量水平的正确掌握是做好治疗的关键。国际上统一使用的热能单位是焦耳、千焦耳、兆焦耳,人们比较常用的热能单位还有卡和千卡,它们之间的换算如下:

1 兆焦 = 1 000 千焦 = 239 千卡

1 兆焦 = 1 000 焦 = 0.239 千卡

1 千卡 = 1 000 卡 = 4.1868 千焦

现在我们来看一下人体饮食热能的需要量:

饮食热能需求量 = 人体热能总需要量 - 负平衡能量

对于肥胖者来讲:

每日负平衡能量 = 每周体重期望降低值(千克)× 1 100 千卡

人体热能总需要量 = 基础代谢所需能量 + 食物特殊动力作用(食物消化吸收所需热量) + 体力活动和维持兴奋状态所需能量消耗(日常活动所需能量)

(1)基础代谢所需能量的计算见表 5 - 3。

表 5 - 3　基础代谢所需能量

年龄范围(岁) 男性	基础代谢所需 能量(千卡/天)	年龄范围(岁) 女性	基础代谢所需 能量(千卡/天)
0 ~ 3	60.9W - 54	0 ~ 3	61.0W - 51
3 ~ 10	22.7W + 495	3 ~ 10	22.5W + 499

年龄范围(岁) 男性	基础代谢所需 能量(千卡/天)	年龄范围(岁) 女性	基础代谢所需 能量(千卡/天)
$10 \sim 18$	$17.5W + 651$	$10 \sim 18$	$12.2W + 746$
$18 \sim 30$	$15.3W + 679$	$18 \sim 30$	$14.7W + 496$
$30 \sim 60$	$11.6W + 879$	$30 \sim 60$	$8.7W + 829$
>60	$13.5W + 487$	>60	$10.5 + 596$

注:W 表示体重(千克)(引自荫士安主译《现代营养学》第九版)。

(2)日常活动所需能量计算:

日常活动所需能量 = 基础代谢所需能量 × 活动因素值。

活动因素值的确定见表 5 - 4。

表 5 - 4 日常活动所需能量

活动程度	活动因素值	体力活动举例
极轻度	0.2	睡觉,躺卧,静坐,站立,穿衣,个人卫生,慢走,阅读,写字,驾驶等
轻度	0.3	快走,农活,做家务,照顾孩子等
中度	0.4	爬梯子,骑自行车,负重走,跳舞,慢跑,重家务等
重度	0.5	篮球,足球,爬山,爬坡,游泳,重体力活(建筑挖掘)等

(3)消化食物所需能量的计算:

消化吸收食物所需热量

= (基础代谢所需能量 + 日常活动所需能量) × 10%

举例:一 23 岁女大学生,身高 160 厘米,体重 65 千克,计划每周减少体重 0.5 千克,每日摄取的热能计算如下:

每日负平衡能量 = 每周体重期望降低值(千克) × 1 100 千卡

= 0.5 × 1 100 千卡 = 550 千卡

基础代谢所需能量 = $14.7W + 496$ = 65 × 14.7 + 496 = 1 452 千卡

日常活动所需能量 = 基础代谢所需能量 × 活动因素值

= 1 452 × 0.2 = 290 千卡

消化食物所需能量＝（基础代谢所需能量＋日常活动所需能量）×10%＝（1 452＋290）×10%＝174千卡

人体热能总需要量＝基础代谢所需能量＋食物消化吸收所需热量＋日常活动所需能量＝1 916千卡

每日饮食热能需求量＝人体热能总需要量－负平衡能量＝1 916－550＝1 366千卡

所以要想每周减低体重0.5千克，则每日需要从饮食中提供的热量是1 366千卡，三大营养素在饮食中的比重应该如下：

脂肪　　　25%~30%　　　　　1克脂肪＝37.3千焦（9.45千卡）

糖类　　　40%~55%　　　　　1克糖类＝16.7千焦（4千卡）

蛋白质　　20%~30%　　　　　1克蛋白质＝16.7千焦（4千卡）

若此女大学生营养素比例分配为蛋白质20%，脂肪30%，糖类50%，那么三大营养素每日摄入量分别为

蛋白质＝1 366千卡×20%/4千卡＝68克

脂肪＝1 366千卡×30%/9.45千卡＝43克

糖类＝1 366千卡×50%/4千卡＝170克

所以，理论上她若想一周成功减肥0.5千克就需要每天按照蛋白质68克，脂肪43克，糖类170克的量进行饮食搭配。可以根据食物成分表搭配不同的食物保持营养的平衡，又确保足够热量的摄入。不同体重的人可以根据自己的减肥计划通过以上方法计算所需热量的摄入，根据食物成分表进行合理搭配。

现推荐一个1 300千卡的减肥食谱以供参考（表5－5）。

表5－5　1 300千卡热量的减肥食谱

餐次	食物名称	原食物及重量（克）	总热能及营养素含量
早餐	米粥	粳米20	总热能：1 300千卡
	烤面包片	面包35	蛋白质65.2克
	煮黄豆	黄豆50	脂肪40.8克
点心	饼干	麦麸饼干20	糖类167.8克

餐次	食物名称	原食物及重量（克）	总热能及营养素含量
午餐	茶	菊花茶适量	食物纤维 10.6 克
	米饭	粳米 60	胆固醇 214 毫克
	猪肝炒洋葱	猪肝 50	钙 778 毫克
		洋葱 200	铁 31.8 毫克
		菜油 4	
	拌豆腐	豆腐 100	
		麻油 2	
	冬瓜海带汤	冬瓜 40	
		海带 5	
晚餐	米饭	粳米 50	
	莴笋炒肉片	莴笋 100	
		猪瘦肉 40	
		菜油 3	
	拌豆芽	绿豆芽 160	
		麻油 2	
	菜汤	小白菜 100	

在以上的能量计算中,对于患者在什么情况、需要达到什么样的能量状态以保证达到减肥效果又不造成负面影响,是进行肥胖病控制饮食疗法的根本所在。事实上,在上面的能量计算中,糖、蛋白质、脂肪的摄入,必要时只要保证能量水平,可采取禁脂肪或低脂肪的形式,而不拘泥于营养素的搭配,机械性的能量计算并不是人性化最有效的方式。

三、饮食减肥方法

用于饮食减肥的疗法一般分为以下 4 种:

1. 短期禁食疗法(饥饿疗法,也称为零能量疗法)

顾名思义,短期禁食就是在一个相当短(1~2 周)的时间里,不吃任何含有能量的食物,机体能量的摄入几乎等于零,这种疗法是一种完美的期望,期望在人体不摄入任何能量的前提下,将自身蓄积的能量、脂肪进行完美的代谢。实际上,这种减肥方式能够达到减肥效果,但这种减肥疗法在减少能量摄入的同时,也断绝了机体所需其他营养素的来源,在减轻体重的同时将会给机体带来其他的严重后遗症,风险性较大,不宜盲目采用。

(1)适应证:短期禁食疗法要严格掌握适应证。首先必须谨慎选择肥胖严重而没有并发症的患者,愿意合作者而且急于取得疗效的患者。疗程一般10~14天,不宜过长。患者在最初1~2天感觉饥饿,过3~4天出现轻度酮血症,饥饿感逐渐消失。可感觉疲乏、无力、血压降低,特别容易出现体位性低血压,偶尔有心律不齐,尿量偏多。体重开始下降,前几日很快,一般每日可达0.5千克以上。疗程结束后,需继续饮食低热量食物以维持和巩固疗效。此方法对身体有一定的不良影响,一般不主张采用。

(2)短期禁食疗法禁忌证:狭窄性血管疾病(心绞痛、颈动脉狭窄),有心肌梗死、脑溢血的病史;肾衰竭;肝脏疾病(轻度脂肪肝除外),卟啉病,贫血;痛风、高尿酸血症;消耗性疾病(急慢性疾病,发热,负氮平衡,恶性肿瘤);少年型糖尿病;妊娠;精神障碍(神经性厌食的"贪食阶段")。

此疗法类似于道家养生中的"辟谷法"。辟谷又称"却谷""断谷""绝谷""休粮""绝粒"等,即不吃五谷,而是食气,吸收自然能量。此方法通过特殊的训练方法和打通人体与自然的通道,吸取自然精华能量,增补人体元气和气血,以及各种微量元素,从而维持人体生命所需要的能量,进而全面调节人体生理功能和病理系统,获得健康。对于肥胖病患者来讲,如果情况许可也可以进行相应的训练,不过需要在专门人员指导下进行,并且由患者自愿提出,医者不做推荐。

2. 超低能量饮食疗法(VLCD)

超低能量饮食疗法也称之为半饥饿疗法或很低能量饮食疗法。这种疗法相对于短期禁食疗法来讲,相对人性化,避免了患者难以忍受的饥饿感,以及由此带来的不良反应。施行这种疗法时,患者每日饮食中能量的摄取值控制在2 500~3 400千焦(600~800千卡),所食用的食物中要求必须含有高生物价值(优质)蛋白质。

(1)适应证:这种饮食疗法适用于单纯性重度肥胖症的患者,其目的是要达到使患者体重迅速下降,同时凭借着食物中供给的优质蛋白质来尽量保护机体内的其他组织成分少受影响。

(2)优点:超低能量饮食疗法具有以下优点:①超低能量饮食疗法所选择

的食物,可以最大限度地减少减肥所带来的负氮平衡对身体所造成的损害。②超低能量饮食疗法短期减肥效果较好,一般可使体重在1周内减少1~1.5千克。由于它能让患者很快看到减肥效果,可以较好地调动起患者减肥的积极性。③超低能量饮食疗法不仅可以使肥胖者体重很快下降,还可以使肥胖所引发的各种并发症症状得到明显的改善。如可使肥胖病患者血糖、血脂水平显著下降,使机体对胰岛素的敏感性增强,减少降血糖药物的使用量。

(3)不良反应:超低能量饮食疗法比较常见的并发症或不良反应有:①可导致减肥者心律失常发生率升高,甚至可能导致患者发生猝死。这类并发症在早期使用以水解蛋白为主的超低能量饮食控制疗法时尤为常见。②可能会引起患者在减肥过程中出现饥饿难耐、头痛、恶心、呕吐、腹泻、便秘、体位性低血压等症状,以及诱发胆囊炎、胆石症和痛风。这些症状一般出现在减肥治疗开始的1~3周,随着时间的延长,症状会逐渐减轻或消失。③复发率较高。据有关资料报道,使用超低能量饮食疗法治疗1个疗程(3个月)后,肥胖者平均可以减轻15~20千克体重,但停止治疗1~2年后,有55%的患者体重又恢复到从前,即复发率较高。

(4)禁忌证:超低能量饮食疗法禁忌证:①体重未超过标准体重20%以上,或体重指数小于25千克/米^{2}者。②患有心律失常、冠心病、心绞痛、肝肾功能异常的患者,以及糖尿病酮症患者都不宜选择超低能量饮食疗法进行减肥治疗。③对长期使用降血糖药物、抗生素或抗忧郁症药物治疗的患者,使用超低能量饮食疗法进行减肥治疗时要特别注意病情的变化。糖尿病患者在使用超低能量饮食疗法时应先将降血糖药物剂量减半或暂时停用,减肥治疗期间应密切注意血糖水平的变化,然后根据血糖水平的变化再决定降血糖药物用量。④孕妇和未成年人不宜选用超低能量饮食疗法。

3. 低能量饮食疗法

这种疗法主要适用于体重超过标准体重不太多,以及通过超低能量饮食疗法治疗基本达到理想体重的患者维持体重时使用。低能量饮食疗法每天通过饮食提供的能量供应因人而异,平均大约是每千克体重100千焦(约24千卡)。低能量饮食疗法仅仅要求患者对以往的饮食习惯做一些小范围的调整,使用起来比较简单易行。

低热量食谱的热量需因人而异,要根据患者的肥胖程度、劳动强度、年龄和主要脏器功能情况及是否有并发症等估算。在治疗中亦要注意根据疗效反应随时调整。原则上肥胖程度重的热量限制要更严；劳动强度低的热量亦低；年龄小者因还要生长发育，热量可适当放宽；老年者活动相对少，热量也要少；伴有脏器功能异常者要在患者能耐受的范围内限制热量；有糖尿病者热量还应适当减少。在此原则下，肥胖病患者应主要选择蔬菜类、豆制品及瓜茄类，适量蛋类，少量粮食，不用或少用食油。鱼类含蛋白质比例高而不含碳水化合物，可与蛋类交替食用。肉类只有牛、羊、禽肉脂肪含量相对较少，但也只与蛋类等适量交换食用。水果类可适当配给，也应选择低糖的品种。尽量少用或不用食糖，食盐用量亦应有所限制，以减少肥胖所引起的血容量增加，减轻心脏负荷。

低能量饮食疗法方法简单，便于操作。对于患者来讲，可以通过回顾自己以往的饮食状况，从而采取一些有效的措施。如油脂摄入过剩，就要进行控制。时下，中国人生活水平提升后，在做饭时候，油脂使用较多，可通过定量的方式减少使用。

这种方法让患者自行减少每天饮食的摄入量，而不去改变食物中各种成分的比例，容易让患者接受，是一种从理论上也比较符合人体生理需要的减肥方法。但会因为患者不能真正做到把饮食中的能量减下来，或者是当饮食中的能量减下来的同时，体力活动又相对减少，从而导致肥胖反弹严重。

4. 正常水平饮食

这里要特别说明，正常水平饮食是相对而言，对于一些营养性肥胖的患者来讲，能从过剩的营养状态调整为正常人的饮食，在很多时候已经是困难的。因此，对于一些胖人尤其是营养过剩型而又不能够到医院或减肥机构进行规范化治疗者，并且食欲旺盛的，可以考虑从减轻饭菜的营养和能量上先回归到常人状态。这种人群因为长期的高营养适应化，很难产生依从性，通过逐步恢复到常规饮食，在适应一段时间后调整为低能量饮食，兼以运动锻炼等，也能收到理想的效果。

不过，正常水平饮食也是一个不好定量的问题，我们的依据主要是周围群众的饮食情况，以粗粮为主，蔬菜瓜果比例较大，虽不如过去"瓜菜代"的时代，也应该属于一般家庭的水平。按照我国营养学会的观点，应该是粗细搭配、以粗为主。实际上，有一种预期，只要肥胖病患者能从高脂肪高能量的食谱中走出来，肥胖控制就已经有了良好的开局。

四、饮食疗法的评价与注意事项

（一）饮食疗法的评价

饮食疗法是与运动疗法并列的重要的减肥方法，在多数情况下，饮食疗法居于更为突出的地位。

1. 饮食疗法是根本疗法

从肥胖的发生发展来看，与饮食关系最为密切。病从口入一点都不假，要控制肥胖，必须从口而入。把好关口，那就是限制饮食量的摄入。从源头上，做好控制。我们认为，饮食疗法必须与国家营养学教育引导紧密结合，要从一个高层的角度，更加深入地宣传营养过剩对国民健康的危害，同时从学术和科普的角度对营养过剩与肥胖的对应关系进行深入研究和宣传，从而有效地提升医务人员和群众对饮食重要性的认识，进而采取一些有效措施，应对肥胖。

2. 饮食疗法是有效方法

以上 4 种疗法的差异，主要是在为机体提供的能量方面。短期禁食疗法所提供的能量几乎为零，减肥效果虽然可靠，给机体带来的损害也不容轻视；超低能量饮食疗法必须在有限的能量供应条件下，保证机体所需各种营养素的供给，所以常需依靠特殊的饮食配方才能达到这一目的；低能量饮食疗法类似于糖尿病患者的饮食控制疗法，简单易行，对患者健康影响较小，但短期减肥效果不如上述两种方法，如能长期坚持，效果还可以。

3. 饮食疗法需要营养师与医师完美结合

饮食疗法需要专门的营养师指导，并经医师的诊疗。但目前对于该疗法的开展，还没有达到一定的深度。该种减肥法对营养学知识要求较高，需要制订计划者掌握不同个体所需能量、各种食材的营养价值及产热量，能将所需营养合理分配到饮食中等，避免营养缺乏或过剩。饮食减肥需要在营养师、医师的指导下进行，对于现代社会上流行的一些饮食疗法，要进行认真的分辨。一般都是医师建议性质的饮食限制，很多时候类似于糖尿病饮食，属于低能量饮食。而饮食疗法的研究情况又因为减肥疗程的漫长缺乏足够的临床资料和数据，从而没有很好地得到推广。例如，饥饿疗法因为风险过大，一般医院不会开展；超低能量饮食，因为临床医师缺乏营养学能量计算的知识，而无法做到极低能量。很多时候，所谓的极低能量饮食又因为不能贯彻一个完整的周期，再加上患者的自我约束力不够，还可能晋升为低能量饮食或正常饮食水平。

而在正常饮食水平下,又因为认识的不一致,也很容易出现营养继续过剩的情况。因此,这一疗法的开展需要进一步规范并通过医师、营养师的完美结合而实现。

4. 必须坚持,持之以恒

饮食疗法最大的困难是患者本人,因为对美食诱惑的不能自已,从而导致患者不能够管好自己的嘴,医生要求不让吃的,可能会私下里吃;同时又因为一些人无法抵制难以忍受的饥饿感,也很容易放弃努力,改选其他方式。研究表明,人们通常会在最初的半年时间内减掉体重的5%～10%,但在后续的调查中发现,大部分体重会反弹,其中1/3～2/3的人会在节食减肥后4～5年体重反弹甚至反超。专家建议,节食减肥宜慢不宜快。美国宾州大学肥胖研究员发现,节食减肥一年内,已减掉的体重会回升1/4～2/3。5年后,减轻的重量大致都会恢复,这是因为节食会使身体的新陈代谢的速度减慢,从而使减肥者即使少吃一点也会导致体重回升。那种数周想达到理想体重的想法往往是事与愿违的。饮食减肥不能过快过猛。成年人肥胖病患者需要减肥,控制饮食一般从减少每日热能需要量的10%开始,逐渐减少到30%,甚至到50%。

五、饮食疗法建议

我们根据饮食疗法的分类,并结合患者肥胖程度,提出以下建议,供参考(表5-6)。

表5-6 饮食疗法建议

患者情况 [BMI(千克/米²)]	肥胖判断	并发症	饮食疗法选择	能量控制(焦)	持续时间	达到目标(千克)
小于18.5	消瘦	—	高能量	3 000	1个月	周增重1
18.5～23.9	正常	—	正常饮食	约正常1 366	正常	周波动0.3以内
24～28	超重	无	低能量	800	1个月	周减重0.5
24～28	超重	有,一般	低能量	800	1个月	周减重0.5
24～28	超重	有,严重	低能量	800	1个月	周减重0.5
28～30	肥胖1期	无	极低能量	800	1个月	周减重0.8
28～30	肥胖1期	有,一般	零能量	800	1个月	周减重0.8

续表

患者情况 [BMI(千克/米²)]	肥胖判断	并发症	饮食疗法 选择	能量控制 (焦)	持续 时间	达到目标 (千克)
28～30	肥胖1期	有,严重	低能量	800	1个月	周减重0.8
30～40	肥胖2期	无	零能量	0	1周	周减重0.8
30～40	肥胖2期	有,一般	极低能量	500	1个月	周减重0.8
30～40	肥胖2期	有,稍严重	低能量	800	1个月	周减重0.8
40以上	重度	无论有无	低能量	800	1个月	周减重1

注:依据2001年6月"中国人群肥胖与疾病危险研讨会"中国成人体重指数分类法。以一名23岁女性为例。

根据饮食成分的不同,我们以自然界常见的蔬菜、米面等碳水化合物作为肥胖病患者的主要食品和能量来源,对于脂肪、蛋白类在疗程内进行严格的限制或禁用。医生可以根据患者喜好选择一些低能量的食物。常用食物成分见表5-7。

表5-7 常用食物成分表(每100 g)

类别	食物项目	蛋白质 (克)	脂肪 (克)	碳水化合物 即糖 (克)	热量 [千焦(千卡)]
谷类	粳米	6.9	1.7	76.0	1 452(347)
	小麦面粉	9.9	1.8	74.0	1 482(354)
	挂面	9.6	1.7	70.0	1 398(334)
	油条	7.2	17.6	46.0	1 570(375)
	玉米	8.5	4.3	72.2	1 515(362)
	芝麻	21.9	61.7	4.3	2 702(660)
	小米	9.7	3.5	72.8	1 515(362)

续表

类别	食物项目	蛋白质 （克）	脂肪 （克）	碳水化合物 即糖 （克）	热量 ［千焦（千卡）］
干豆类及 其制品	大豆	36.3	18.4	25.3	1 724（412）
	绿豆	23.8	0.5	58.8	1 402（335）
	豌豆	24.6	1.0	57.0	1 402（335）
	豆浆 （豆:水=1:8）	4.4	1.8	1.5	167（40）
	豆腐脑	5.3	1.9	0.5	167（40）
	臭豆腐	14.4	11.2	4.8	745（178）
	粉条	3.1	0.2	96.0	1 666（398）
	豆腐	4.7	1.3	2.8	251（60）
鲜豆类	黄豆芽	11.5	2.0	7.1	385（92）
	绿豆芽	3.2	0.1	3.7	121（29）
	四季豆	1.5	0.2	4.7	113（27）
根茎类	甘薯	1.8	0.2	29.5	532（127）
	马铃薯	2.3	0.1	16.6	322（77）
	山药	1.5	0	14.4	268（64）
	胡萝卜	0.6	0.3	8.3	159（38）
	白萝卜	0.6	0	5.7	105（25）
	藕	1.0	0.1	19.8	352（84）
	冬笋	4.1	1.0	5.7	167（40）
	洋葱	1.8	0	8.0	163（39）

续表

类别	食物项目	蛋白质（克）	脂肪（克）	碳水化合物即糖（克）	热量[千焦(千卡)]
叶菜类	大白菜	1.1	0.2	2.1	63(15)
	小白菜	1.3	0.3	2.3	71(17)
	甘蓝	1.1	0.2	3.4	84(20)
	菠菜	2.4	0.5	3.1	113(27)
	香菜	2.0	0.3	6.9	159(38)
	韭菜	2.1	0.6	3.2	113(27)
	蒜苗	1.2	0.3	9.7	193(46)
	芹菜	2.2	0.3	1.9	80(19)
	菜花	2.4	0.4	3.0	105(25)
瓜类	南瓜	0.3	0	1.3	25(6)
	冬瓜	0.4	0	2.4	46(11)
	黄瓜	0.6	0.2	1.6	46(11)
	丝瓜	1.5	0.1	4.5	105(25)
茄类	茄子	2.3	0.1	3.1	92(23)
	西红柿	0.6	0.2	3.3	71(17)
	辣椒	1.6	0.2	4.5	109(26)
菌藻类	蘑菇	2.9	0.2	2.4	93(23)
	银耳	5.0	0.6	78.3	1 419(339)
	木耳	10.6	0.2	65.5	1 281(306)
	海带	8.2	0.1	56.2	1 080(258)
	紫菜	28.2	0.2	48.5	1 293(309)

续表

类别	食物项目	蛋白质（克）	脂肪（克）	碳水化合物即糖（克）	热量［千焦（千卡）］
鲜果类	葡萄	0.4	0.6	8.2	167（40）
	柑橘	0.9	0.1	12.8	582（139）
	苹果	0.4	0.5	13.0	243（58）
	鸭梨	0.1	0.1	9.0	155（37）
	桃	0.8	0.1	10.7	197（47）
	草莓	1.0	0.6	5.7	134（32）
	柿子	0.7	0.1	10.8	197（47）
	石榴	1.5	1.6	16.8	368（88）
	大枣	1.2	0.2	23.2	417（99）
	香蕉	1.2	0.6	19.5	368（88）
	菠萝	0.4	0.3	9.3	176（42）
	西瓜	1.2	0	4.2	92（22）
	甜瓜	0.4	0.1	6.2	113（27）
坚果类	花生仁（生）	26.2	39.2	22.1	2 285（546）
	花生仁（炒）	26.5	44.8	20.2	2 470（590）
	葵花子（生）	23.1	51.1	9.6	2 474（591）
	葵花子（炒）	24.6	54.4	9.9	2 629（628）
	核桃仁	15.4	63.0	10.7	2 809（671）
	栗子	4.8	1.5	44.8	887（212）
	西瓜子（炒）	31.8	39.1	19.1	2 327（556）
	杏仁	24.9	49.6	8.5	2 428（580）

续表

类别	食物项目	蛋白质（克）	脂肪（克）	碳水化合物即糖（克）	热量[千焦（千卡）]
肉类	猪肉	9.5	59.8	0.9	2 428（580）
	猪肝	21.3	4.5	1.4	548（131）
	牛肉	20.1	10.2	0	1 226（293）
	羊肉	11.1	28.8	0.8	1 285（307）
	鸡肉	21.5	2.5	0.7	465（111）
	鸭肉	16.5	7.5	0.5	569（136）
	鱼肉（草鱼）	17.9	4.3	0	461（110）
乳蛋制品	人乳	1.5	3.7	6.9	281（67）
	牛乳	3.3	4.0	5.0	289（69）
	羊乳	3.8	4.1	4.3	289（69）
	鸡蛋	14.7	11.6	1.6	712（170）
	鸭蛋	8.7	9.8	10.3	687（164）
	鹅蛋	12.3	14.0	3.7	795（190）
其他	蜂蜜	0.3	0	79.5	1 335（319）
	猪油	0	99.0	0	891
	牛奶巧克力	10.0	38.8	41.3	2 319（554）

六、正常人饮食注意事项

正常人饮食情况对于肥胖的发病影响很大,研究表明绝大部分肥胖是单纯营养性肥胖,因此,对正常人进行营养科普教育对预防肥胖意义重大。在近些年的文献材料中,对于正常人的饮食指导很多,比如中国人膳食指南等。在正常人的饮食中要注意以下几个事项。

1. 合理膳食结构,搭建健康"金字塔"

"金字塔"式的食物结构模式是国家营养专家推荐的。这座"金字塔"的塔底由各种谷物、面食、米饭组成,塔的中部是蔬菜和水果,塔上部是肉类、家禽、水产品、蛋类、豆类和奶制品,塔尖才是高脂食物。其实,这种食物结构正是亚洲,特别是我国传统的日常食谱。欧洲癌预防组织和国际营养科学联盟也提出了如下建议:减少脂肪类食物的摄入(包括动物油和植物油),以鱼、禽、瘦肉、低脂奶制品代替动物油过多的肉食,以煮、蒸食物代替油炸食品。增加绿色叶类和根类蔬菜、水果的摄入,多吃淀粉和纤维多的食物,保持适当的体重。每天的食盐摄入低于 5 克。多吃新鲜食物,少吃腌、熏食物,不吃发霉食品,少饮含酒精饮料。这对于肥胖病的控制尤为重要。

2007 中国膳食指南,共有 10 条,适合于 6 岁以上的正常人群。这 10 条是:食物多样,谷类为主,粗细搭配;多吃蔬菜水果和薯类;每天吃奶类、大豆或其制品;常吃适量的鱼、禽、蛋和瘦肉;减少烹调油用量,吃清淡少盐膳食;食不过量,天天运动,保持健康体重;三餐分配要合理,零食要适当;每天足量饮水,合理选择饮料;饮酒应限量;吃新鲜卫生的食物。如果能做到,实属不易。

2. 注意食物能量平衡

(1)蛋白质:肥胖因摄入能量过多,过多能量无论来自何种能源物质,都可引起肥胖,食物蛋白当然也不例外。同时,严格限制饮食能量供给,蛋白质营养过度会导致肝肾功能损害,低能量饮食蛋白质供给不宜过高。因此对采用低能量饮食中度以上肥胖者,蛋白质提供能量占总能量 20%～30%为宜,并选用优质蛋白,如牛奶、鱼、鸡、鸡蛋清、瘦肉等。

(2)脂肪:高脂肪饮食是造成肥胖的首要祸端。为使饮食含能量较低而又耐饿性较强,对肥胖者饮食脂肪应控制在总能量的 25%～30%。

(3)碳水化合物:碳水化合物饱腹感低,可增加食欲;中度以上肥胖者有食欲亢进,低能量饮食中碳水化合物比值如仍按正常或高于正常要求给予,则患者难以接受。为防止酮症和出现负氮平衡,碳水化合物供给应控制在占总能量 40%～55%为宜。碳水化合物在体内能转变为脂肪,尤其是肥胖者摄入简单糖后,更容易以脂肪的形式沉积。对含简单糖的食品,如蔗糖、麦芽糖、果糖、蜜饯及甜点心等,应尽量少吃或不吃。

(4)食盐和嘌呤:食盐能引起口渴和刺激食欲,并能增加体重,多食不利于肥胖病治疗,故食盐 3～6 克/天为宜。嘌呤可增进食欲和加重肝肾代谢负担,故含高嘌呤的动物内脏应加以限制,如肝、心、肾等。

3. 注意烹调及饮食方法

食物宜采用蒸、煮、烧、汆、烤等烹调方法,忌用油煎、炸的方法,煎炸食物含脂肪较多,并刺激食欲,不利于治疗。在饮食上,一些专家建议,在吃饭时增加咀嚼次数、吃小份食品、少吃盐等,也是有效的饮食方式。研究认为,人在饮食入胃后,要通过反馈和负反馈的机制进行调节,中间需要一定的时间。而暴饮暴食会延缓人体的负反馈,额外增加大量饮食。

4. 掌握生物钟,科学饮食

要改变不良的饮食习惯,掌握"早餐吃好,中餐吃饱,晚餐吃少"的进食原则。根据生物钟的变化,22 点到凌晨 6 点,这个时期主要是合成代谢时期,细胞恢复功能,储存能量,内脏休息,也就是养精蓄锐。如果进食过多,就会导致能量过多而蓄积。7 点到 13 点,这时期是最佳的工作时间,也是人体活力最旺盛的时期,能量消耗过多,早餐吃得多也不会造成能量蓄积。从 13 点到 15 点,这是午休的时间,如果吃得过饱就休息,就会促进肥胖。常言说,"吃了就睡,油才爬背"。从 15 点到 21 点,是下午最佳的工作时间,也是人体一天中的第二个活动旺盛期。

第三节　药物疗法

这里讲的主要是西药治疗方法,即化学药物疗法。

对于肥胖的治疗,很多学者都还把最终的希望寄托在减肥药的开发上,这是一种坚持不懈的追求。实际上,从研究肥胖之后,伴随着化学药物的产生,减肥药就一直是医学界、药学界研究的热门。但到目前,在减肥领域使用的药物并不少,但是却因为种种原因导致很多药品很快退出了减肥市场。肥胖病治疗措施中,药物治疗占次要地位。因为迄今还没有治疗肥胖病真正有特效的药物,用于治疗肥胖病的化学药物大都有较大的毒副作用,同时药物治疗会导致患者对药物的过度依赖或者滥用。随着研究的进一步深入,目前不少新的减肥药正在研制中。

一、化学药物减肥的应用现状

2009 年 1 月 7 日,国家食品药品监督管理局发出通知,鉴于使用盐酸芬氟拉明存在发生心脏瓣膜损害和肺动脉高压的风险,将盐酸芬氟拉明(包括原料药)撤出我国市场。停止盐酸芬氟拉明的生产(包括原料药)、销售和使用,并撤销该药品的批准文号。

芬氟拉明为苯丙胺类食欲抑制剂减肥药,作用机制主要是使下丘脑饱觉中枢兴奋,从而抑制食欲中枢,使食欲减退;另外,还能加强周围组织对葡萄糖的利用而降低血糖。盐酸芬氟拉明用于单纯性肥胖及患有糖尿病、高血压、心血管疾病、焦虑症的肥胖病患者,不良反应包括恶心、腹泻、嗜睡、口干、头痛、头晕、旋转性眼震、下颌震颤等。长期用药可引起心脏瓣膜损害,主要表现为轻至中度二尖瓣或主动脉瓣返流,并能引起肺动脉高压和诱发高血压危象。但一些研究显示,短期、常规剂量应用芬氟拉明未见明显的心脏瓣膜损害。1997 年美国食品与药品管理局禁止使用芬氟拉明和同类药物右芬氟拉明。

对于此类药物,我国药品监管部门一直予以关注。我国曾于 1997 年禁止在保健食品中加入芬氟拉明,并在药品说明书上标注"连续服药时间不应超过6 个月"等信息。1988 年至 2004 年 3 月,国家药品不良反应监测中心病例报告数据库中有关盐酸芬氟拉明的不良反应报告 2 例,1 例为瓣膜性心脏病,1例为心律不齐。结合国外数据,国家食品药品监督管理局在 2004 年 4 月《不良反应通报》中建议,此类药物必须在医师指导下使用,严格掌握适应证和禁忌证。2005 年 11 月起,芬氟拉明和右芬氟拉明被列为《精神药品品种目录》中二类精神药品,二类精神药品的生产、销售和使用受到更加严格的监管,必须凭医生处方才能获得并且处方限量。在这样严格的限制下,该药的市场使用量并不大。2009 年 1 月根据国家药品不良反应监测中心的监测数据,国家食品药品监督管理局组织专家对该品种进行了综合评价,认为国内外监测和研究资料表明,盐酸芬氟拉明用于减肥,风险大于利益,因此对该药品采取了撤市措施。

在此前,盐酸芬氟拉明作为一种化学减肥药,并以盐酸芬氟拉明片的形式在市场上销售,并有 30 多家药品生产企业获得了临床批号。这个药属于二类精神药品来管理,保健食品或者食品里是绝对不允许添加盐酸芬氟拉明的。

对于芬氟拉明在减肥领域的终结,让人们开始更为关注于化学药物减肥带来的风险问题。减肥药的安全性问题再一次引起了医疗界的关注,到底减肥药该如何开发,如何运用?是长期使用还是短期使用?实际上,很多研究和药物开发会因为减肥药巨额的开发费用而搁浅,也很容易被多因素造成肥胖的患者机体损害的现象而打回原形,前功尽弃。化学药物减肥曾经被寄予厚望,然而开发之路却是困难重重。事实上,从美国1997年禁售到我国至2009年禁售,跨越了12年之久,这期间,虽然我们坚持对该类药物的科学使用、对症处理、因人而异,但是还是不可避免地出现了被滥用或者毒副反应的发生,化学药物减肥并没有得到一个新的实质性的提高。

二、化学减肥药物的种类

在国内,我们的减肥药物主要是依赖于西方的研究成果。但是,在西方因为巨额的新药研发成本和慢性的发病及康复过程,对于减肥药的研究虽然是热门但是却没有实质性的突破。在没有实质性突破的情况下,一些减肥心切的人,仍旧希望有一个新药的出现。这样的心理也促生了相应的市场,导致了一些被淘汰的、被禁止的化学药物在一些领域被应用于减肥人群。为了解健康安全的药物减肥疗法,就有必要对过去以及当前使用的减肥药进行充分的了解。

减肥药的种类很多,多数还处于临床或临床前研究阶段,按作用机制可分为4类:①食欲抑制药,通常作用于中枢神经或外周神经,通过影响食欲来减少摄食量;②增加能量消耗药物,作用于代谢过程,加快能量的消耗;③抑制肠道消化吸收药物,主要作用于胃肠道,减少能量吸收;④其他治疗肥胖的药物。

(一)食欲抑制药

人的摄食行为是由下丘脑腹内侧的饱食中枢与下丘脑外侧区的摄食中枢调节。饱食中枢与摄食中枢之间的儿茶酚胺类(如去甲肾上腺素、多巴胺)及5-羟色胺(5-HT)等递质变化可以引起摄食行为的改变。抑制食欲药物大多通过影响儿茶酚胺和5-羟色胺中枢神经递质在下丘脑的合成、释放与摄取来调节食欲,改变摄食行为,使体重下降。

1. 作用于去甲肾上腺素能神经递质的药物

摄食行为是与交感神经活性的降低与副交感神经活性的增强相伴随的,因此增加交感神经的活性、降低副交感神经的活性则可出现饱感,减少摄食。

(1)苯丙胺及其衍生物:早在1930年就发现苯丙胺可抑制食欲,它的衍生物包括甲苯丙胺、苄甲苯丙胺、苯甲吗啉、氯苯丁胺、邻氯苯丁胺和二甲胺苯酮等。苯丙胺及其类似物,能使体重减轻。

1)药理作用:①可促进中枢去甲肾上腺素和多巴胺的释放,阻断神经末梢对去甲肾上腺素的再摄取,增加突触间隙的去甲肾上腺素及多巴胺的含量,从而产生拟似儿茶酚胺类递质的作用即拟交感作用,兴奋中枢交感神经系统,抑制觅食行为,减少食物摄入;②刺激中枢神经系统,促进代谢和增加产热,增加肌肉、脂肪等组织对葡萄糖的摄取与利用;③影响脂肪代谢,使血浆三酰甘油和游离脂肪酸浓度增加。

2)副作用:①对中枢神经系统的兴奋作用:包括使神经过敏、不宁、易激动、失眠症、疲倦感减轻,精神愉快,有引起药物成瘾的危险;②对交感神经系统的刺激:包括口干、视力模糊、轻度头痛及眩晕、心动过速及心悸,血压升高及出汗;③对胃肠道刺激作用:包括恶心、呕吐及便秘。

3)禁忌证:①青光眼:此类药物有扩瞳作用;②甲状腺功能亢进症:交感神经兴奋使其加重;③狂躁型精神病:用该药使病情加重;④交感胺类过敏者;⑤忌与单胺氧化酶抑制剂合用,可产生高血压危象;⑥并发高血压及冠心病:因本药可引起高血压、心率加快及心律失常;⑦合并糖尿病。

苯丙胺类药物苯丙胺副作用最大,现已禁止将苯丙胺作为食欲抑制剂使用。过去最常用于临床的有二乙胺苯酮等。

右苯丙胺

【别名】硫酸右旋苯丙胺,右旋苯丙胺。

【药理作用】为食欲抑制剂。其中枢兴奋作用比苯丙胺强,对心血管的影响则较小,食欲抑制作用约为苯丙胺的2倍,为左旋苯丙胺的3～4倍,作用机制主要是刺激下丘脑饱觉中枢,从而抑制食欲中枢,引起食欲减退。

【适应证】用于治疗肥胖病,同时应结合饮食限制和体力活动;也用于发作性睡病、慢性酒精中毒及疲劳等。

【用量用法】口服:1次25～10毫克,每日2～3次(饭前半小时服用),最后1次服药应在就寝前数小时,以免失眠。6～12周为1个疗程。极量为1次20毫克,每日2次。

【不良反应】有失眠,不安,神经过敏,头晕,震颤,头痛,血压升高,心悸,口干,恶心,瞳孔散大,久用成瘾,用此药后感到精神欣快,药物作用消失后则抑郁。

【注意事项】过敏者慎用;高血压、心血管疾病、甲状腺功能亢进症患者忌用。由于本品能产生欣快感,故易成瘾和产生精神依赖性,不宜长期大量应用。不可同时应用单胺氧化酶抑制剂。

【药物评价】此药有被滥用及成瘾的危险,已不常用,此药作为抑制食欲药。用此药后感到精神欣快,药物作用消失后则抑郁。在347例中,有兴奋作用者占23%。此药对每个人的作用很不一样,甚至可致少数人产生瞌睡,停经妇女易发生瞌睡、易怒及悲伤而不是欣快。交感神经过度兴奋所致的不良反应相当常见,但常不严重。由于它能成瘾,在用以治疗肥胖病时应小心。有报道应用此药几周后,可继发高胰岛素血症伴空腹血糖降低。

苯丁胺

【药理作用】为苯乙胺的衍生物,化学结构与苯丙胺相似,具有增加中枢儿茶酚胺类递质发挥抑制食欲的作用。可改善机体对胰岛素的敏感性,对治疗单纯性肥胖病和伴有糖尿病的肥胖病患者均有效。口服在小肠吸收,8小时后达最大血浆药物浓度,作用时间可持续20小时,半衰期为20~24小时,原药及其代谢产物由肾脏排出。

【适应证】单纯性肥胖病和伴有糖尿病的肥胖病患者。

【用量用法】口服:成人每次8毫克,每日3次,饭前半小时服用。疗程为3~6个月,显效后可减少剂量或间断服用以维持疗效。

【不良反应】有中枢神经系统的兴奋作用,如口干、失眠、神经紧张、过敏和头痛,不良反应较小,一般无需治疗,随用药时间延长可缓解。

【注意事项】由于苯丁胺有升高血压的趋势,并会产生心动过速,所以不宜用于伴有高血压和伴有心血管疾病的肥胖病患者的治疗。具有较小的欣快感,成瘾性较低。但长期或大剂量使用仍可引起精神依赖性。

【药物评价】本品中枢兴奋作用弱,但失眠发生率较安非拉酮为高,因此避免夜间服用本品。使用本品成瘾性发生率低,短期应用不易产生药物依赖性。糖尿病患者应用本品可改善对胰岛素的敏感性,增强口服降糖药的作用,故亦适用于伴有糖尿病的肥胖病患者。

苄非他明

（华甲苯丙胺，Benphetaminne，fadrex）

【药理作用】本品为苯丙胺类的食欲抑制剂,抑制食欲的作用与苯丙胺相当,作用于去甲肾上腺素和多巴胺受体而产生饱感。口服易自胃肠道吸收,吸收后部分药物可转化为甲基苯丙胺共同发挥作用。一次应用较大剂量(如200毫克)也不影响空腹血糖水平,因此对患有糖尿病的肥胖患者亦可使用。

【适应证】单纯性肥胖病和伴有糖尿病的肥胖患者。

【用量用法】口服:成人每次25~50毫克,每日1~3次。

【不良反应】不良反应与苯丙胺相似,但较少见,可出现头晕、失眠、神经过敏、不安、口干、恶心、便秘等,对高敏者大剂量应用时可出现血压升高、心动过速、心律失常等。

【注意事项】中、重度高血压、心血管疾病及甲状腺功能亢进患者慎用;长期应用可有精神和身体的依赖性;妊娠及哺乳期间用本品是否安全、有效并未明确,不建议使用。

【药物评价】本品可产生欣快感,易感者可产生依赖性,造成药物滥用。

苯丙醇胺

【药理作用】本品为苯乙胺的衍生物,作为直接 α-肾上腺素能受体兴奋剂,也有间接地促进儿茶酚胺释放作用。苯丙醇胺的结构虽与苯丙胺相似,但因羟基影响其脂溶性,不易进入中枢神经系统发挥作用,故按临床推荐用量时对中枢神经系统无明显的兴奋作用,不易形成依赖性。口服吸收良好,1~2小时可达血药峰浓度,半衰期为2.7~3.4小时,以原形从尿中排出。

【适应证】单纯性肥胖病。

【用量用法】口服:成人,有效剂量每次25毫克,每日1~2次,最大剂量每日75毫克。

【不良反应和注意事项】使用本品患者耐受性较好,不良反应发生率低,少数患者可出现短暂轻至中度精神错乱、头痛、神经质、心动过速、心悸、失眠等;采用推荐用量时不易成瘾,滥用倾向十分有限。25毫克推荐用量对正常患者的血压影响不大,但75毫克则可能增加高血压患者的并发症(如颅内出血、严重的高血压等),因此高血压、抑郁症、心脏病、糖尿病及甲状腺病接受治疗患者慎用。正在用单胺氧化酶抑制剂的患者不可用本品,孕妇、哺乳期间忌用。

【药物评价】本品作为非处方药,感冒时局部和全身用作减轻界充血剂及全身用作食欲抑制剂,在包含调整膳食、运动、行为等内容的综合减肥处理中,体重减低速度大大提高,耐受性好,但用药4周后抑制食欲的作用逐渐减弱。FDA的研究者对本品的疗效和安全性多次进行评估,长期应用高于推荐量时,安全性与遵照标签上提出的注意事项及剂量密切相关。

对氯苯丁胺(氯苯丁胺)

【药理作用】本品与右苯丁胺相似,具有较强的食欲抑制作用,但中枢兴奋作用和心血管作用较弱,适用于伴有心血管疾病的肥胖病患者。口服易吸收,半衰期为40小时,大部分以原形从尿中排出,长期应用宜注意积蓄性。

【适应证】单纯性肥胖病。

【用量用法】口服:每次25毫克,每日2次,餐前服用。

【不良反应和注意事项】常见的不良反应为口干、恶心、腹痛、便秘、瞳孔放大、头痛、头晕、神经过敏、失眠、心悸、心动过速等。长期应用本品有产生精神依赖性的报道,但滥用情况比苯丙胺少见。青光眼患者及应用单胺氧化酶抑制剂者禁用本品,孕妇及哺乳期间忌用。

【药物评价】据动物实验发现,长期应用本品可导致脂质沉积及肺实质细胞变化,并可出现肺动脉压增高症,因而临床应用须密切注意肺部并发症的出现。

(2)吲哚类及其衍生物:吲哚类及其衍生物是另一类拟儿茶酚胺神经递质类药物,这类药物可兴奋脑内的β-肾上腺素能神经元,直接抑制下丘脑的摄食中枢,并可促进脂肪、肌肉组织对葡萄糖的摄取。氯苯咪吲哚和环咪吲哚为吲哚类衍生物,具有儿茶酚胺神经递质作用。氯苯咪吲哚可兴奋脑内的β肾上腺素能神经元和直接抑制下丘脑的摄食中枢,并可促使肌肉、脂肪等组织对葡萄糖的利用和降低血清胆固醇及三酰甘油。副作用较苯丙胺类小,对血压、心率无影响。

2. 拟交感胺类药物

安非拉酮(Amfepramon)

【别名】二乙胺苯酮,安非泼拉酮。

【药理作用】苯乙胺类化合物,具有一定的拟交感神经特性。易从胃肠道吸收,服药后 2 小时可达血浆高峰值,主要在肝脏中代谢形成有活性的中间药物,后者的消除半衰期为 8 小时左右。本药长期应用有一定的成瘾性,有时会引起失眠。不能与单胺氧化酶抑制剂合用。为非苯丙胺类的食欲抑制剂,增加中枢神经系统突触间隙儿茶酚胺类递质的含量。中枢兴奋作用比苯丙胺弱,具有较弱的拟交感作用,小剂量给药不易引起血压升高。可能是由于直接激动 β - 受体所致。不良反应(神经质、激惹、欣快感、失眠等)的总发生率低。

【适应证】临床上用于各种程度的单纯性肥胖病的治疗。由于对心血管系统的影响小,可用于伴有轻度或中度高血压或轻度心肌缺血的肥胖病患者。

【用法用量】口服:每次 25 毫克,每日 2~3 次,饭前 0.5~1 小时服用,如疗效不明显而耐受性好,可增加剂量至 100 毫克/天,即傍晚加服 1 次 25 毫克。疗程为 1.5~2.5 个月,显效后可重复 2~3 个疗程,以后可依据体重减轻情况具体调整。

【不良反应】不良反应发生率较低,可有激动、口干、失眠、恶心、便秘或腹泻等不良反应,剂量过大可引起血压升高、惊厥等症状。

【注意事项】治疗期间应采用低热量饮食;长期服用,特别是过量时会产生依赖性;伴有严重心血管疾病或甲状腺功能亢进症的患者不宜使用;孕妇、哺乳期间忌用;使用单胺氧化酶抑制剂者禁用。

【药物评价】本品为一种有效的食欲抑制药,其中枢兴奋作用较苯丙胺弱得多,具有较弱的拟交感作用,不良反应发生率低,精神或身体的依赖性小,在世界各地都广泛用于减肥治疗。有学者认为,轻中度高血压患者,即使有心肌缺血,使用该药亦相当安全。但由于该药仍具有一定的拟交感作用,可增加患者心率,升高血压,因此严重心血管疾病和高血压患者一般不宜应用本品。

吗吲哚（氯苯咪吲哚）

【药理作用】作用为阻断去甲肾上腺素和多巴胺从突触间隙再摄取到突触神经元的过程，从而增强去甲肾上腺素能神经传递的功能。本药在胃肠道易于吸收，口服 2 小时后达到血浆峰值，原药及其代谢产物的半衰期为 33～55 小时。用量为每日 1～3 毫克，对抑制食欲有效，极少产生依赖性，不良反应有神经过度敏感、兴奋、失眠、口干、多汗、恶心和便秘等。本药不适用于有甲状腺功能亢进症的患者，对患有心脏病的患者用药也应慎重，因为在这类患者中，该药可能会引起心律障碍和加重心绞痛。不能单独与单胺化氧化酶抑制剂、肾上腺素受体激动剂或肾上腺素能神经阻滞剂类抗高血压药（如胍乙啶等）合用。欧盟等已将此列为禁用药物。

本品结构与三环类抗抑郁药相似，能促使神经末梢释放去甲肾上腺素、多巴胺及 5－羟色胺，并阻止其突触前再摄取，增加中枢去甲肾上腺素、多巴胺及 5－羟色胺的浓度，影响下丘脑饱感中枢及摄食中枢功能，从而抑制食欲；本品亦能直接兴奋肾上腺素能受体，促进肌肉、脂肪组织的葡萄糖利用和降低血清胆固醇和三酰甘油。肥胖减轻后血压下降，胰岛素抵抗改善。

该药口服后在胃肠道能较好的吸收，2 小时达最高血药浓度，半衰期为 12～24 小时，原药和其代谢产物主要由肾脏排出。

【适应证】单纯性肥胖病及伴有轻中度高血压或糖尿病的肥胖病。

【用法与疗程】口服：成人每次 1～2 毫克，每日 3 次，进餐前 1 小时服药，疗程为 8～16 周。

【不良反应和注意事项】有中枢神经系统的兴奋作用，可产生神经紧张、过敏、失眠、口干、出汗、恶心、便秘等，对心血管的作用可促使立位心率增加 10 次/分，严重的心血管疾病（包括明显高血压患者）不宜使用本品，孕妇、哺乳期间忌用。有证据表明，吲哚对稳定的动脉粥样硬化心脏病患者及中轻度高血压患者是安全的，但不能与拟交感神经药、单胺氧化酶抑制剂和肾上腺素能神经阻滞类抗高血压药如胍乙啶等同用。吲哚不会产生欣快感，几乎不产生依赖性，极少被作为药物滥用。

【药物评价】该药的食欲抑制作用为右苯丙胺的 5～10 倍，可用于一般的肥胖者，也适用于伴有轻、中度高血压或糖尿病的肥胖病患者。有效率达

82.3%。经 8 周 1 个疗程的治疗,体重平均下降 6.5 千克。吗蚓哚的减肥效果肯定,尚有轻度调脂、降压作用,有改善胰岛素抵抗的作用,不良反应少,可克服嗜睡,是一种有前途的新型减肥药。

3. 作用于 5 – 羟色胺神经递质的药物

5 – 羟色胺作为中枢神经系统中重要的抑制性递质,通过对下丘脑外侧区及腹内侧核饱食中枢的作用,使患者产生饱感,减少进食。5 – 羟色胺类的药物有很多,如芬氟拉明、右芬氟拉明,以及抗抑郁药物中的氟西汀等。

药物作用机制:①促进神经末梢储存的 5 – 羟色胺释放;②抑制 5 – 羟色胺的再摄取,延长 5 – 羟色胺作用于突触受体;③模仿 5 – 羟色胺的作用直接兴奋突触受体,从而增强 5 – 羟色胺兴奋饱食中枢的作用。此类药物没有中枢神经系统兴奋作用,延长治疗后有维持体重减轻的功效,无依赖性。

此类药物还能增加外周组织对胰岛素的敏感性,促进肌肉等组织对葡萄糖的摄取利用,并对脂质代谢有显著的影响,可降低血清中的总胆固醇、三酰甘油、低密度脂蛋白(LDL)胆固醇含量,增加高密度脂蛋白(HDL)含量。该类药物还可促进生长激素的释放,而生长激素具有促进脂肪分解的作用,有利于降低体重。拟 5 – 羟色胺食欲抑制药不刺激交感神经活性,无拟儿茶酚胺样的作用,不具有中枢兴奋作用,其降低体重的作用与影响儿茶酚胺类的食欲抑制药相似,适用于伴有高血压、冠心病、糖尿病、高脂血症的肥胖病患者。

不良反应有胃肠道反应、头晕、乏力、口干、抑郁等,药物的依赖性小。

5 – 羟色胺类药物 5 – 羟色胺与摄食行为之间有着密切关系。这一类药物均通过增强 5 – 羟色胺能神经功能而达到其抑制食欲的作用。尽管目前对这些药物具体作用于哪些 5 – 羟色胺受体尚不清楚,但 5 – HT2C,5 – HT1A,5 – HT1B 受体都被认为与控制食欲有关。芬氟拉明和右芬氟拉明因被证明能引起肺性高血压和心脏瓣膜缺损等,1997 年被美国、欧盟等地禁止使用;我国尚在使用。

西布曲明(Sibutbramine)[Meridia](商品名)

【药理作用】口服吸收好,广泛分布于肝、肾等器官。肝内代谢为去甲基的活性代谢物,从尿中排出。半衰期为 14 ~ 16 小时。目前认为作用机制为两方面:通过一级胺和活性代谢物二级胺抑制中枢神经元突触摄取 5 – 羟色胺和去甲肾上腺素、增加饱腹感、降低食欲、增加代谢、诱导产热、增加褐色脂肪组织的消耗。临床应用表现为降低体重，一定程度缩小腰围和臀围，降低血清三酰甘油、总胆固醇及低密度脂蛋白含量，增加褐色脂肪组织的消耗。增加高密度脂蛋白含量，改善 2 型糖尿病的血糖控制。适用于饮食控制和运动未能减轻或控制体重的肥胖症，以及伴发糖尿病和高脂血症患者。不良反应轻微，包括头痛、厌食、便秘、口干及失眠。偶见血压和心率轻度增加。哺乳期不宜使用。本品为作用于中枢的肥胖病治疗药物。西布曲明能抑制去甲肾上腺素和 5－羟色胺的再摄取，也较低程度地抑制多巴胺的再摄取，增加这些递质在脑中的浓度产生饱食感；但对这些神经递质的释放无明显影响。本品口服后可从胃肠道迅速吸收，在肝脏主要经 CYP3A4 酶作用几乎全部去甲基化，去甲基化活性代谢产物 M1 和 M2 同样在肝脏内几经共轭和水解成为无活性代谢物。本品活性代谢产物 M1 和 M2 在 3～4 小时达到血药峰值。本品主要经尿液排泄，部分通过粪便排出，半衰期为 14～16 小时。

【适应证】用于肥胖病的治疗。

【用法用量】口服。在血压和心率允许的情况下，西布曲明的起始剂量为每日 10 毫克，4 周后可增至每日 15 毫克。若不能耐受可减为每日 5 毫克。疗程为 8～24 周。

【不良反应】本品最常见的不良反应为口干、头痛、失眠、胀气、胃肠炎、焦虑不安、腿部痉挛、呼吸困难、瘙痒、腹泻和便秘；一般随着进一步治疗而消失，没有明显的剂量反应关系。此外，还可引起剂量相关性的血压升高和心率加快。

【禁忌证】神经性厌食症患者及对本品成分过敏的患者禁用。有高血压史或闭角型青光眼的患者及有癫痫病史的患者慎用。

【注意事项】CYP3A4 酶抑制剂如酮康唑和红霉素能增加本品的血药浓度，但临床意义尚未确定。本品不宜与其他 5－羟色胺能药物联用。包括选择性 5－羟色胺再摄取抑制剂（SSPLS）如氟西汀；治疗偏头痛的 5－羟色胺激动剂如舒马普坦、锂剂、哌替啶、芬太尼、右美沙芬和喷他佐辛，2 周内使用过单胺氧化酶抑制剂的患者也不宜使用本品。

【药物评价】西布曲明对单纯性肥胖具有较好疗效。一项临床试验研究对 481 例单纯性肥胖患者随机分组，治疗组给予西布曲明 10 毫克/天，对照组给予安慰剂。6 个月后发现，西布曲明治疗组平均体质量指数（BMI）值和体质量均较对照组降低有显著性降低。

芬氟拉明(Fenfluramine)

【药理作用】芬氟拉明为左、右旋芬氟拉明的消旋混合物,右芬氟拉明异构体,作用于左旋物更具有专一性。因为左旋芬氟拉明除对 5 - 羟色胺系统有作用外,还会影响多巴胺能神经系统的功能。其食欲抑制作用是通过促进 5 - 羟色胺的释放,阻止 5 - 羟色胺的突触前摄取,从而增强 5 - 羟色胺能神经传递来实现的。胃肠道吸收良好,4 小时内达到血浆峰值,代谢产物去甲芬氟拉明仍具活性。本药及其代谢产物均从尿液排泄,半衰期为 20 小时,尿液酸度增高时,排泄率增大。能有效地减轻患者体重长达 12 个月,甚至在一些对常规饮食限制饮食治疗无效的"不应性"肥胖症患者也有一定效果。除减低食欲外,该药尚能促进摄食引发性生热反应,并增强胰岛素对葡萄糖在外周组织中利用的效果。本品能促进神经末梢释放 5 - 羟色胺及阻止其再吸收,兴奋下丘脑饱食中枢,使食欲减退。本品及其代谢产物去甲芬氟拉明还可促使周围组织摄取葡萄糖而降低血糖,还能降低人体脂肪组织内三酰甘油的合成,服药期间还可见到患者粪便内脂肪和胆酸的排泄,提示本品可抑制肠道内脂肪吸收。口服后迅速从胃肠道吸收,4 小时后达血药峰浓度,作用维持时间 6 ~ 8 小时,半衰期为 18 ~ 20 小时,服药后3 ~ 4 天可达稳态血药浓度水平,大部分以代谢物的形式从尿中排出。

【适应证】用于单纯性肥胖病的治疗,还可用于伴有高血压病、糖尿病、冠心病及焦虑的肥胖病患者的减肥。

【用法用量】口服:第 1 周每日 40 毫克,早、晚餐前 0.5 ~ 1 小时服用,第 2 ~ 3 周,每日 30 ~ 60 毫克,早餐、中餐、晚餐前 0.5 ~ 1 小时服用,8 ~ 12 周为 1 个疗程,极量每日不超过 100 毫克。

【不良反应】本品过量,可引起苯丙胺样症状,如恶心、腹泻、嗜睡、口干、头痛和头晕等,并有其特异的表现如旋转性的眼颤、下颌持续性震颤。连续服药不宜超过 6 个月,否则可能产生耐受性及精神抑郁症。在推荐剂量范围内,本品对中枢神经系统无兴奋作用,而具有安定作用,不宜与中枢抑制药合用。精神抑郁症患者及孕妇忌用。严重心律失常、高空作业者及驾驶员慎用。本品对青光眼、癫痫及服用单胺氧化酶抑制剂者慎用。

【药物评价】本品用于单纯性肥胖病的治疗,还用于伴有高血压、糖尿病、冠心病及焦虑的肥胖病患者的减肥,对后者合用降压药或降血糖药可增强效应,据国内文献报道,本品的减肥效果可靠,服药后3~4天开始出现厌食作用,2周后体重可下降4~5千克,有效率为73.1%左右。由于其副作用较大,现已禁止生产销售。

右芬氟拉明

【药理作用】芬氟拉明的活性右旋体,为拟5-羟色胺的食欲抑制药,美国最早采用右芬氟拉明治疗肥胖病,现已在全世界广泛应用。其作用机制是通过刺激5-羟色胺的释放,并抑制5-羟色胺从突触前神经末梢的再摄取,因此增加了5-羟色胺受体的活性,作用比芬氟拉明更强,但不会作用于多巴胺神经递质。本品还能选择性抑制葡萄糖的消耗,从而降低总热量的消耗,但不影响蛋白的摄入,同时亦可改善患者对胰岛素的敏感性,改善脂质代谢,降低血脂。本品没有精神兴奋作用及升压作用,亦无成瘾性,临床上适应于各种肥胖病的治疗。口服吸收良好,4小时达最高血药峰浓度,半衰期为18小时,以代谢物的形式全部从尿中排出。

【适应证】各种肥胖病。

【用法与疗程】口服每次15毫克,每日2次,疗程不宜超过3个月,以免产生精神抑郁。

【不良反应和注意事项】主要有口干、恶心、便秘、腹泻、乏力等不良作用,但连续用药可自行消失;心律失常、肾功能不全者慎用,青光眼、孕妇、哺乳期间忌用。本品与三环类的抗抑郁药、抗高血压药、磺脲类的降糖药有协同作用,但不可以与单胺氧化酶抑制药同用。该药偶可导致心脏瓣膜损害。

【药物评价】作用同芬氟拉明,但活性较强,服用剂量较小。使用右芬氟拉明12周时平均体重下降5.2千克。本品可使某些患者的糖耐量改善,可能是提高肌肉对葡萄糖的摄取,或减低胃的排空所致,肥胖合并2型糖尿病患者如无精神忧郁,可首选此药。本品治疗量用于伴有高血压的肥胖病患者,亦属安全。有研究表明该药可以降低肥胖病患者发生心血管疾病的危险性,对糖代谢及血脂代谢异常均可产生有益的影响,在容易发生粥样硬化的动物模型中长期使用该药可减少心肌损害的发生率。

氟西汀

【药理作用】本品为5－羟色胺再摄取阻滞剂,通过阻滞5－羟色胺神经元突触前膜对5－羟色胺的再摄取和大脑内5－羟色胺与突触后膜受体结合的数量,发挥抑制摄食中枢的作用,也改善情感状态,有效治疗抑郁症状。口服吸收良好,半衰期为5天。在非肥胖症自愿者中,用药后2周内即产生减少食欲、降低体重的作用。尽管有些患者在用药1年内能保持体重,在多数患者中,即使持续治疗,药物的减肥作用却不能维持。不良反应有失眠、无力、倦睡、多汗、恶心、腹泻、震颤、奇梦等。该药还具有微弱抑制NE和DA再摄取的作用,患者服用本品60毫克/天可显著减轻体重。

【适应证】肥胖病、抑郁症的治疗。

【用法与疗程】口服:每次20～40毫克,每日1～2次,每个疗程8～12周。

【不良反应和注意事项】氟西汀具有三环类抗抑郁药的作用,但不良反应小,特别对心脏无传导延迟作用,但有神经质、焦虑、失眠、恶心、腹泻、头痛、皮疹等不良反应。有人报道大剂量时可诱发癫痫,停药后可出现流感样症状。

【药物评价】氟西汀作为5－羟色胺回收阻滞剂,用于肥胖治疗具有较好的降低体重的作用,降低体重的程度与芬氟拉明相似,同时用于治疗强迫症。但无三环类抗抑郁剂的副作用,一般认为该药的不良反应并不影响治疗过程。

苯二甲吗啉
（Phendimetrazine,Plegine,Prelu－2,Statobax）

【药理作用】口服后约30%药量在人体内迅速转化为苯甲吗啉。抑制食欲的作用和对中枢神经系统的刺激作用与其他拟儿茶酚胺类食欲抑制剂相似,但因可致欣快感,可能造成滥用,其对中枢神经的刺激程度,亦为某些患者难以接受,故只作二线的药物用于减肥。

【适应证】单纯性肥胖病。

【用法与疗程】口服成人每次35毫克(17.5～70毫克),每日2～3次,饭前服用。

【不良反应和注意事项】有时发生舌炎、口炎、腹痛、头痛及排尿困难,少数患者可出现轻至中度精神错乱,心血管不良反应发生率低,但即使是轻度的高血压患者亦须慎用,中至高度高血压患者则需禁忌,其他心血管疾病、甲状腺功能亢进症及青光眼患者亦不可使用。本品还可使胍乙啶的降压作用降低,妊娠、哺乳期间不宜使用。

【药物评价】由于本品可致欣快感,产生依赖性,造成药物滥用,且中枢兴奋作用较强,多数患者难以耐受,已少用。

4. 作用内源性大麻脂系统(EC)的药物

内源性大麻素(EC)是一种内源性脂,可与大麻受体 CB1 和 CB2 结合并继而激活受体。这些受体于 20 世纪 90 年代初被发现,CB1 受体在哺乳动物体内分布广泛,在脑内的分布最多,在脂肪组织、消化道、肝脏、胰腺及心血管系统等外周器官也有分布,内源性大麻系统存在于可控制能量平衡和体重的大脑及周围器官,也存在于参与正反馈的脑干神经元。在中枢神经系统,短时间食物剥夺后的食欲产生必定与 CB1 受体有关,当受体被激活时,则优先产生对美味食物的食欲。在外周,CB1 受体活化会刺激脂肪细胞和肝细胞的脂肪生成,而 CB1 受体阻滞剂是刺激脂联素分泌的重要物质。第一个 CB1 受体阻滞剂利莫那班已经在包括欧盟在内的 29 个国家上市,它选择性阻断 CB1 受体,从而有助于过度活跃的内源性大麻系统正常化,并调节能量平衡。

利莫那班通过阻断 CB1 受体而起作用,CB1 受体在哺乳动物体内广泛分布,在丘脑下部和边缘系统水平较高,而这两个部分是控制强化和食物摄取的最重要结构。食物摄取过多和尼古丁的外部刺激可导致 EC 系统的过度活动。这会作用于下丘脑增加食欲,作用于伏核增加吃东西或吸烟的欲望,两者都可以引起摄食增加和烟草依赖的持续。EC 过度活动也作用于外周组织,引起脂肪聚集在脂肪细胞,导致胰岛素抵抗、葡萄糖不耐受,增加三酰甘油和瘦素水平,以及降低高密度脂蛋白胆固醇和脂联素水平。

（二）增加能耗药

增加能量消耗的药物目前主要有中枢兴奋药和 β3 - 肾上腺素能受体激动剂两大类。

1. 中枢兴奋药

麻黄碱(Ephedrine)、茶碱、咖啡因等中枢兴奋药能刺激脂肪氧化,增加能量消耗,且因其能兴奋中枢神经系统,也有一定的食欲抑制作用。中枢兴奋药往往需要较大的剂量才能达到减肥效果。有实验研究表明麻黄碱能有效促进儿茶酚胺类递质释放,并兴奋肾上腺素能受体,促进产热。但麻黄碱促进产热的作用因受腺苷－前列腺素及 cAMP 磷酸二酯酶系统的负反馈调节作用而有所减弱,影响这些系统的甲基黄嘌呤类(methylxanthines)及阿司匹林等都可增强麻黄碱的作用。

腺苷受体与脂肪分解、热能生成密切相关。腺苷受体广泛存在于中枢神经系统、交感神经末梢及其支配的效应器官,分为 A1、A2、A3 三种类型。

腺苷 A1 受体激动可产生镇静、抑制递质释放、抑制脂肪分解、抗利尿作用,并可收缩血管、产生心动过缓、心肌收缩减弱等作用。

腺苷 A2 受体激动则可产生肌肉运动性下降、血管扩张、糖原生成等作用。

咖啡属非选择性的腺苷受体拮抗剂,应用后可通过拮抗腺苷受体而兴奋中枢神经系统,促进儿茶酚胺类递质释放,增加脂肪和糖原分解,兴奋心血管系统,产生利尿作用。咖啡因的这些作用可导致食欲减退,分解代谢增强,体重减轻,但敏感患者容易产生焦虑、兴奋、失眠等不良反应。有心肌缺血性疾病的患者应慎用。咖啡因可阻断腺苷受体,故与麻黄碱合用具有协同作用。

麻黄碱(麻黄素,Ephedrine)

【药理作用】麻黄碱是从中药提取的生物碱,现已能人工合成,它可直接兴奋肾上腺素受体,促进机体产热;也可通过促使中枢肾上腺能神经末梢释放去甲肾上腺素而产生食欲抑制作用。可兴奋心血管系统,升高血压;同时反射性兴奋迷走神经,故心率变化不大。由于腺苷 A 受体能降低麻黄碱诱导的去甲肾上腺素的释放而减弱麻黄碱的作用,咖啡因及阿司匹林可阻断腺苷 A1 受体,故合用可加强其减肥作用。

【适应证】肥胖病的辅助治疗。

【用法与疗程】口服:15～25 毫克,每日 2 次。

【不良反应和注意事项】可产生中枢神经系统的兴奋作用,引起兴奋、不安、焦虑、失眠、震颤等;可升高血压,但体重减轻后血压则呈下降趋势,产生头痛、心悸、心肌收缩增强、出汗增加等症状。甲状腺功能亢进症、高血压、动脉硬化、心绞痛等患者禁用;忌与单胺氧化酶抑制剂合用,以免引起血压过高。短期内反复使用可产生快速耐受、作用减弱,停药数小时可恢复。

【药物评价】肥胖病患者进行饮食控制时可选用麻黄碱作为辅助用药。有研究表明麻黄碱与咖啡因合用 6 个月可使体重降低平均达 16.6 千克。两药合用时对血糖和血脂代谢无明显影响,但可防止因体重下降导致的高密度脂蛋白胆固醇下降。在一对照研究中发现两药合用减肥效果与右芬氟拉明相当。

咖啡因(Caffeine,Xanthines)

【药理作用】咖啡因具有促进脂肪分解作用和生热作用,因此能用于肥胖病的治疗,与麻黄碱一起使用时,可产生协同作用,在限制热卡摄入期间能有效降低体重。当麻黄碱、阿司匹林、咖啡因一起使用时,不需要限制热量摄入也能降低体重。其主要机制是由于咖啡因能阻断突触前腺苷 A1 受体,而该受体能降低由麻黄碱诱导的内源性的去甲肾上腺素的释放。咖啡因及阿司匹林还可抑制脂肪组织中环磷酸腺苷(cAMP)的降解,增加脂肪的分解。

【适应证】肥胖病的辅助治疗。

【用法与疗程】咖啡因与其他药物合用时一般剂量为 100~150 毫克/天。

【不良反应和注意事项】咖啡因的致死量为 5~10 克,但严重中毒反应十分罕见。1 克时相当于血药浓度 150 纳摩/升,剂量大于 250 毫克时可出现不良反应,随着剂量的增加可依次出现不安、紧张、兴奋、失眠、言语及思维不连贯等。其他不良反应包括精神运动性兴奋发作、面部潮红、尿量增多、胃肠功能紊乱、肌肉痉挛、心动过速、心律失常等。对于一些容易产生焦虑情绪及躁狂的患者来说,即使是中等剂量的咖啡因亦可诱发焦虑、恐惧或躁狂。大剂量(>1 000 毫克)时可产生一种类似于焦虑状态的综合征,表现为焦虑、不安、失眠。

【药物评价】长期使用咖啡因后突然停药可产生停药反应,出现头痛、焦虑、乏力等症状,因此建议与其他减肥药合用并减少给药剂量,并逐渐减量至停药。

2. β3 肾上腺素能受体激动剂

选择性的 β3 肾上腺素能受体激动剂,能增加白色脂肪组织的脂解作用和棕色脂肪组织的热生成作用,从而降低脂肪的储存。这类药物能增加脂肪动员和能量消耗,而不像 β1 和 β2 受体激动剂那样增加血糖水平。不良反应很少。目前已开发出的药物对治疗啮齿类动物的肥胖很有效,但对人类的疗效很弱。其原因为 β3 受体结构存在着显著的种族差异,且人体 β3 受体激动剂多数选择性不高。正在研制中的 β3 受体激动剂选择性较高的为 CL316,243,对肥胖和非胰岛素依赖型糖尿病较好,没有 β1 和 β2 受体介导的不良反应,正在进行二期临床试验。CGP12177 为 β3 受体激动剂,同时又是 β1 和 β2 受体阻断剂,亦有良好的促进人体脂肪分解的作用。

(三)抑制肠道消化吸收的药物

1. 脂肪酶抑制剂

肠道脂肪酶抑制剂 Orlistat 可以抑制脂肪酶,而脂肪酶可将脂肪分子分解成较小的可吸收成分,Orlistat 抑制该酶从而减少脂肪的吸收。当采取较为平衡、热量稍低的饮食方式时,Orlistat 能抑制大约 30% 摄入脂肪的吸收。该药尚可明显降低肥胖病患者血清中总胆固醇及低密度脂蛋白(LDL)胆固醇的含量,改善高密度脂蛋白与 LDL 的比例。尽管该药胃肠道反应较多,但仍能很好地被耐受。但该类药物可影响脂溶性维生素的吸收,造成脂溶性维生素缺乏,故长期应用受到一定的限制。在国内商品名是"赛尼可"。

2. 胃肠道脂肪酶抑制剂

高脂肪饮食是造成肥胖病的重要因素之一。体内过多储藏的脂肪主要来源于食物脂肪,这是因为脂肪代谢所产生的能量是同等糖或蛋白质产能的两倍。另外人体内由葡萄糖直接合成脂肪的能力颇为有限。所以,有选择性地减少脂肪从胃肠道的吸收是控制体重的又一措施。饮食中三酰甘油的消化和吸收有赖于胰酶的作用,后者将脂肪酸从甘油骨架上分解下来,组成微脂体经小肠刷状缘吸收进入外周循环。因此,通过药物抑制肠道胰酶,能降低食物三酰甘油的吸收。

赛尼可(奥利司他,Orlistat)

【药理作用】赛尼可是真菌的产物——脂抑素的一种化学合成衍生物,对肠道胰脂肪酶有较强的抑制作用。该药能减少 30% 脂肪吸收,增加脂肪从粪便排出,并有一定的减体重功效。本药在患者中易于接受,主要用于显著肥胖的患者,包括并发 2 型糖尿病、冠心病和有中风危险的肥胖者。口服极少被吸收,主要以未代谢形式从粪便排出。半衰期为 14～19 小时。不良反应主要有轻微而短暂的胃肠道副作用,有时会减少维生素 E 和维生素 A 的吸收。其长期疗效及安全性仍有待确定。赛尼可是长效和强效的特异性胃肠道脂肪酶抑制剂,它通过与胃和小肠腔内胃脂肪酶和胰脂肪酶的活性丝氨酸部位形成共价键使酶失活而发挥治疗作用,失活的酶不能将食物中的脂肪,主要是三酰甘油水解为可吸收的游离脂肪酸和单酰基甘油。未消化的三酰甘油不能被身体吸收,从而减少热量摄入,控制体重。该药无需通过全身吸收发挥药效。

【适应证】赛尼可结合微低热能饮食适用于肥胖和体重超重者包括那些已经出现与肥胖相关的危险因素的患者的长期治疗。赛尼可具有长期的体重控制(减轻体重、维持体重和预防反弹)的疗效。服用赛尼可可以降低与肥胖相关的危险因素和与肥胖相关的其他疾病的发病率,包括高胆固醇血症、2 型糖尿病。

【用法与疗程】成人:推荐剂量为餐时或餐后 1 小时内服 120 毫克胶囊 1粒。如果有一餐未进或食物中不含脂肪,则可省略一次服药。长期服用赛尼可的治疗效果(包括控制体重和改善危险因素)可得到持续。患者的膳食应营养均衡,微低热能,大约 30% 热能来自脂肪,食物中应富含水果和蔬菜。脂肪、碳水化合物和蛋白质的摄入应分布于每日三餐。没有证据表明超过每日 3次、每次 120 毫克能增强疗效。对老年人无需调整剂量。

【不良反应和注意事项】主要引起胃肠道不良反应,与药物阻止摄入脂肪的吸收的药理作用有关。常见不良反应为:油性斑点,胃肠排气增多,大便紧急感,脂肪(油)性大便,脂肪泻,大便次数增多和大便失禁。通常在服用赛尼可的患者中较多出现的胃肠道急性反应有:腹痛或腹部不适、胃肠胀气、水样便、软便、直肠痛或直肠部不适、牙齿不适、牙龈不适。观察到的其他少见不良事件有:上呼吸道感染、下呼吸道感染、流行性感冒、头痛、月经失调、焦虑、疲劳、泌尿道感染。偶有对本品过敏的报道。主要的临床表现为瘙痒、皮疹、荨麻疹、血管神经性水肿和过敏反应。

经过最多不超过两年的赛尼可治疗,大部分患者维生素 A、维生素 D、维生素 E、维生素 K 和 β 胡萝卜素水平仍在正常范围内。为了保证有足够的营养物质,可以考虑补充复合维生素。应该教育患者遵从膳食指导。当赛尼可与高脂成分饮食(如一天 2 000 卡热能中,超过 30% 的热能来源于 67 克以上的脂肪供给)合用时,发生胃肠道事件(见不良反应)的可能性会增加。每日脂肪摄入量应分布在三顿主餐中。当赛尼可与脂肪含量很高的某一餐同服时,发生胃肠道反应的可能性增加。在 2 型糖尿病患者中,赛尼可在导致体重减轻的同时常常伴随着血糖控制的改善,从而可能或需要减少口服降糖药的剂量(如磺酰脲类药物）。赛尼可与环孢霉素联合用药时可造成后者血浆浓度的降低。因此建议在赛尼可与环孢霉素联合用药时应对后者的血清浓度进行比通常情况下更为密切的监测。患慢性吸收不良综合征或胆汁瘀积症及对赛尼可或药物制剂中任何一种其他成分过敏的患者禁用。

【药物相互作用】在药代动力学研究中，没有观察到赛尼可与酒精、地高辛、二甲双胍、硝苯地平、口服避孕药、苯妥英类，普伐他汀或华法林之间有药物相互作用。已经观察到在与赛尼可同服时，维生素 D、维生素 E 和 β 胡萝卜素的吸收减少。如果需要补充复合维生素，应在服用赛尼可至少 2 小时后服用。或在睡觉前服用。与赛尼可同时服用时，已观察到环孢霉素 A 的血浆浓度降低。因此，当赛尼可和环孢霉素 A 同时给药时，应加强对环孢霉素 A 血浆浓度的监测。

3. 葡萄糖苷酶抑制剂

阿卡波糖在小肠中可竞争性地抑制葡萄糖苷酶，降低多糖及双糖分解生成葡萄糖，从而降低碳水化合物的吸收，具有降低餐后血糖及血浆胰岛素水平的作用。但由于分解吸收的障碍，糖类在小肠被细菌酵解产气增多，可引起肠胀气、腹痛、腹泻等，个别患者亦可出现低血糖反应。

阿卡波糖（Acarbose）

【药理作用】抑制小肠的 α 葡萄糖苷酶，抑制食物的多糖分解，使糖的吸收相应减缓，从而减少餐后高血糖，由于缓解了高胰岛素血症，故有轻度减肥作用。

【适应证】合并血糖增高的肥胖病及糖尿病。

【用法与疗程】口服。剂量因人而异。一般每片 50 毫克，初起量为每天 3 次，每次 1 片，以后可增加到每天 3 次，每次 2 片。

【不良反应和注意事项】阿卡波糖因糖类在小肠内分解及吸收缓慢，停留时间延长，经肠道细菌的酵解而产气增多，因此可引起腹胀、腹痛及腹泻等。可从小剂量始服用以减少胃肠不适症状。若与其他降糖药合用出现低血糖时，应将其他降糖药减量。若出现严重低血糖时，应直接补充葡萄糖。应避免与抗酸药或消化酶制剂同时服用。

4. 其他影响肠道吸收的药物

如苏-氯柠檬酸及其衍生物可抑制胃排空,从而影响消化吸收,并通过增加饱胀感而减少食物摄入。

膳食纤维补充食品有助于预防和控制肥胖的机制尚不够明晰。但是临床研究发现纤维补充食品能够造成胃排空,以及肠激素、血糖指数和饱腹感指数的改变。许多研究显示,需要大量的膳食纤维以改变能量平衡。因此膳食纤维补充食品的确可以作为减肥的好帮手。此外,新近作为减肥有效手段的低热量,高蛋白质饮食由于其膳食纤维含量不足而令人担忧。有鉴于此,选择低碳水化合物、高蛋白质配餐来帮助减肥的消费者应该考虑食用膳食纤维补充食品来缩小与膳食纤维推荐摄入量的差距。

(四)其他减肥药

1. 激素类减肥药

(1)甲状腺激素:甲状腺激素可促进能量代谢使体重下降,但只有在大剂量时才有明确的减肥作用,而且甲状腺素还可抑制内源性甲状腺激素的分泌,损害心血管系统,并加速蛋白质分解,可能引起肌病和骨软化,因此美国食品与药品管理局已正式提出,在甲状腺药物的标签上必须注明"不可用于减肥治疗"。但近年有学者重新评价了甲状腺激素在肥胖治疗中的价值,认为功能性甲状腺功能减退或者T3抵抗可能是肥胖的早期表现,因为肥胖鼠脂类分解所需甲状腺激素的量为非肥胖鼠的5~10倍。有人提出可采用低剂量T3(如60微克/天)治疗。

(2)同化激素类:如苯丙酸诺龙等可通过消耗脂肪减轻体重,并增加蛋白质的合成。脱氢表雄酮可以增加代谢率、减少脂肪合成及沉积,增加蛋白质的合成,并可影响甲状腺激素的释放,从而减轻体重。

(3)生长激素:生长激素对人类脂肪的发育具有重要作用,尤其是对年龄在20岁之前的青年人。近年来有关生长素促进食欲的作用机制研究取得了许多进展。儿童及成人的生长激素缺乏均可导致肥胖,因此生长激素在这类肥胖的治疗中具有很好的疗效。

(4)YY肽(PYY):PYY是由36个氨基酸组成的多肽,在肠道与GLP21一起储存在L细胞内,餐后分泌入血。远端肠道中PYY浓度比近端高,以结肠、直肠中最高。PYY通过Y受体家族介导,后者属G蛋白偶联受体。血循环中PYY有两种形式:PYY3236及PYY1236,不同形式PYY有不同的受体亲和力。

全长 PYY 对 Y 受体家族中所有受体的亲和力相似,外周注射全长 PYY 发挥多种生物效应,包括延缓胃排空和减少胃分泌。PYY3236 只对 Y2(一种突触前抑制性受体)亲和力较强,对 Y1 和 Y5 亲和力较弱。目前大多数研究认为在啮齿类、灵长类和人类中 PYY3236 有减少食欲的作用。

2. 西咪替丁

西咪替丁适应于肥胖病、胃炎病。西咪替丁悬液 1 次 10 毫克(20 毫克/毫升),每日 3 次。分别在早餐、中餐、晚餐前 30 分钟服用,疗程 8～12 周。饮食治疗肥胖是一项基本治疗,但患者常常难以长期坚持,尤其是刚开始饮食控制阶段。此时应用西咪替丁悬液确实有助于减轻饥饿感,使饮食控制得以坚持。有研究表明,西咪替丁悬液治疗 8 周后,平均体重下降 9.5 千克(安慰剂组仅 2.2 千克),体重指数下降 3.33(安慰剂组仅 0.77),腹围和臀围分别下降 8.6 厘米和 7.8 厘米(安慰剂组仅为 2.2 厘米和 2.1 厘米)。因此,西咪替丁悬液是使肥胖病患者能够控制饮食后的饥饿感的有效安全的药物。

3. 肥胖基因产物

勒普亭(Lepain),别名为勒胖停,瘦素,消脂素。

4. 主要作用于外周的控制肥胖病的药物

除受中枢神经系统控制外,食欲也可通过反馈机制受到外周神经的调节。例如,缩胆囊素在受到进食刺激后释放至肠道,除能抑制胃肠对食物的处理之外,还可作用于外周 A 型缩胆囊素受体,向中枢传递一个"食饱"信号,从而限制进一步摄食。因此,凡能模仿缩胆囊素这一作用的药物,如 A 型缩胆囊素受体的激动剂,或肠道缩胆囊素降解蛋白酶的抑制剂均能起到抑制食欲的作用。

β3 肾上腺素受体及其特异性激动剂的发现,给研制新一代降脂产热型抗肥胖症带来了新机会。β3 肾上腺素受体主要表达于棕色脂肪组织,这种脂肪组织的功能是将体内的剩余热量变为热散发到体外,在能量代谢及产热反应中起着重要作用。与 β1 肾上腺素受体或 β2 肾上腺素受体相比,β3 肾上腺素受体具有许多不同的药理学特征(如配体结合专一性等),所以有选择性地激活该受体,不仅在理论上可行,而且将显著提高降脂产热治疗效率,并减少由于β1 受体或 β2受体活性而引起的主要副作用。不少具有相对特异性的 β3 受体激动剂已有报道,如 ICI198157、RO16、ZD7114 等。这些药物在动物实验中的初步结果颇具希望。在啮齿类中,慢性用药有效地减轻肥胖动物的体重,但并不影响其摄食;减去的体重均来自脂肪,而其他组织的重量未受影响;因此,

β3 受体激动剂的减肥效果在肥胖症动物中较为显著,而对非肥胖动物的影响很小。除产热作用外,有些 β3 受体激动剂还具有与体重变化无关的抗糖尿病功效(如改善血糖控制、胰岛素敏感性及血脂成分和浓度等)。令人失望的是,这些药物在人体临床试验中,仅显轻微减肥效果,且表现出许多与 β1 受体或 β2 受体交叉反应所引起的副作用。现已发现人和大鼠的 β3 受体交叉反应的副作用。现已发现人和大鼠的 β3 受体有着不同的药理特征,上述药物虽然对大鼠的受体颇为专一,为有效的激动剂,但它们对人体的 β3 受体的表达水平要明显低于啮齿类脂肪中的相应水平。因此,β3 肾上腺素受体激动剂对人体肥胖症治疗价值的最终评估还有待于研制出效能高、特异性强的人体 β3 受体激动剂来证明。

三、化学减肥药物的评价和注意事项

(一)药物减肥的评价

(1)当前,肥胖病的药物治疗,只是饮食治疗和运动治疗的补充,而不是首选和单独有效的治疗方法,一般只在严重的肥胖病时才给予药物治疗。药物治疗时要注意药物的选择、用药时机、用药时间、用药群体的选择;要注意药物的不良反应,避免药物中毒;还要注意减肥药物与其他药物的相互作用,避免配伍禁忌发生等。

(2)化学药物依旧是今后肥胖病研究领域的热点,尽管风险与减重并存,但很多时候,过于饱和的肥胖人群对于减肥的渴望会远远抵消药物的毒副作用。对于如芬氟拉明制剂引起的副作用,尽管造成了人体的损害,但是还会成为一些人的希望所在,所以这类药物会在一定程度上存在,尤其是在一些非法的减肥药物或保健品中添加,存在着潜在的危险。

(3)减肥药的开发充满希望。实际上,减肥药的开发虽然目前没有一个明确的靶点,但是在针对肥胖发生、发展、变化过程中的每一个环节进行控制,研发相应的药物也是很好的治疗手段,如对血脂的影响药物、干扰脂肪吸收的药物等,在一定人群中可以采用,虽不直接针对脂肪作用,但可发挥间接减肥作用。

(4)对减肥药不能完全依赖。减肥药有一定的减肥效果,但是必须掌握适应证。首先应用饮食疗法和运动疗法,当肥胖病患者合并有并发症,才必须进行药物治疗。一般下述情况应采用药物治疗:①在饮食控制时,有难以忍受的饥饿感或难以克服的食欲亢进可加用药物以使患者能继续控制体重。②用限制饮食来降低体重已失败的患者。③重度肥胖者。④轻中度肥胖者伴有高胰岛素血症、糖耐量减退，或高脂血症、高血压肥胖病患者。⑤某些患有消化性溃疡的肥胖者，进行饮食治疗控制有困难，可加用一些药物。

（二）药物减肥的注意事项

1. 药物的选择

目前市场上出现的减肥药品五花八门，多如牛毛，在我国市场上出售的减肥产品已达 90 余种。面对这些层出不穷的减肥产品，肥胖病患者常常不知如何是好，于是往往是"跟着广告走"。可是有的减肥品广告经常夸大宣传、误导患者。减肥的药物选择对减肥的效果和安全性非常关键，由于一些以前国外非常流行的食欲抑制剂如芬氟拉明等对心脏有很严重的并发症，所以目前在美国已被禁用。因此，肥胖者减肥时必须弄清楚各种药物的成分和作用的原理。

2. 用药时机

药物治疗的一般规律是先用饮食控制，使患者体重降低并达到平坦曲线之后，再用药物则效果较好。此外，在综合治疗中，如果减肥药物经调整剂量或已使用了最大耐受量达 6～8 周后，而体重仍未明显减轻，则应停止该类药物的治疗。

3. 用药时间

药物治疗一般在短时间内（6 个月以内）是有效的，长时间（2 年以上）的治疗效果尚未做深入研究，远期疗效尚不肯定。不同的药物用药时间也不同。有人主张食欲抑制药只能在饮食控制等效果不佳时短期应用，但亦有人认为食欲抑制药可以较长时间使用，以保持减肥疗效，防止体重回升。芬氟拉明服用 2 年仍能保持疗效。但长期应用吗吲哚可导致高胰岛素血症，长期治疗时效果降低。食欲抑制药长期治疗究竟应维持多久尚无定论，多数患者可在 12～24 周达到减肥目的，此后可在必要时间断服药以保持疗效。把握适当时机可减少肥胖治疗时体重波动，停药时能否保持减肥效果，还需依其他综合因素而定。

4. 中毒处理

减肥药应用过量时，可出现中毒，药物的兴奋作用加剧，如躁动、高血压、心动过速、瞳孔散大、语言迟钝、共济失调、震颤、发冷、反射亢进、呼吸急促、发热、头痛,以及幻听、幻视和类偏执狂样妄想等中毒性的精神症状,严重者可出现高热、胸痛、急性循环衰竭、惊厥、昏迷,甚至死亡。芬氟拉明中毒可发生旋转性的眼球震颤和下颌持续震颤,还可发生明显的嗜睡或兴奋症状。

治疗原则为立即停止用药,尽可能给予洗胃和催吐,并将患者置于安静的环境中特别护理,并予以对症治疗,如降压、降温、维持呼吸循环系统稳定等。酸化尿液可促进一部分苯乙胺类药物排出。

抗精神性药如氯丙嗪等用于有严重中枢神经系统兴奋的患者,可产生较好的疗效。如短期内用过抗胆碱药物,则可改用抗胆碱作用不明显的抗精神药物如氟哌啶醇。

总之,减肥药物属于化学制剂,在使用中必须坚持科学的原则,在医师或药师的指导下使用,不能滥用;如果把化学药物作为寄托造成滥用,再好的减肥药都会走向被淘汰的境地。科学使用减肥药,正确理解减肥药的使用原则,熟悉减肥药的知识,是进行药物减肥的必须。

第四节 手术疗法

肥胖病患者在通过严格的饮食,运动和药物治疗后,仍未达到有效减轻体重的目的,这时就需要考虑选用外科手术方法进行治疗。

外科手术主要针对肥胖病状而设计手术方案。通过手术以影响食物摄入量,或导致营养物质吸收障碍,达到减轻体重的目的。肥胖病的外科治疗方法包括胃肠减肥手术、脂肪切除术和脂肪抽吸术。前者通过小肠短路术或胃成形术等方法,造成营养物质吸收障碍或限制饮食以达到减重及减轻并发症的目的,后者通过切除或抽吸的方法去除局部堆积的脂肪以改善形体外观。

外科手术治疗虽然能够迅速见效,但往往存在并发症,操作不当甚至危及生命,因此医患双方应充分认识不同手术的过程及并发症,并严格选择手术适应证。

一、胃肠道减肥手术

胃肠道减肥手术主要用来治疗严重的肥胖（morbid obesity）患者，指体重超过标准体重 1 倍，或超过正常体重 45 千克，或体重指数（BMI）超过 40 千克/米^2，同时有与肥胖密切相关并发症的严重肥胖病。有的肥胖病体重为标准体重的 200%，体重指数（BMI）超过 50 千克/米^2，也称为超级肥胖。此类手术主要目的是以限制食物摄入及（或）减少吸收为目的。

根据 2007 年中国肥胖病外科治疗指南，将此类手术分为以下五种。

（一）腹腔镜可调节胃绑带术

1. 手术技术

胃小囊要限制在约 15 厘米，而且主要位于胃前壁。胃前壁缝合固定胃绑带时要牢固确切，将绑带的前侧段完全包埋，且包埋不可太紧。连接注水泵后要将其牢固地固定在腹直肌前鞘上。经过注水泵来调节是该手术治疗中的关键一环，决定着治疗的效果。

2. 减重效果

腹腔镜手术后 2 年大约可以减重超重部分的 50%，减少术前 BMI 的 25%。术后 1 个月开始首次注水，此后根据减重情况决定总注水量的增减，前期满意的减重指标是每周减轻 0.5~1.0 千克。该手术并发症发生率约为 5%，围手术期死亡率约 0.1%。

3. 并发症

手术并发症包括胃下垂、出口梗阻、食管和胃小囊的扩张、绑带对胃壁的侵蚀甚至胃壁坏死，以及一些有关注水泵的问题如注水泵失灵和植入物感染。

4. 复原和再手术

该手术可以完全复原。对于术后效果不佳的病例，可改做任何其他形式的减重手术。由于该手术操作相对简便，并发症少，以及其可恢复性，对国人推荐采用此术式，尤其是对年轻患者更为合适，在其生长发育和特定生理改变（如妊娠）时，可以进行安全有效的调节。

可调节胃绑带术是所有减重手术中创伤最小的手术。该手术不损伤胃肠道的完整性，而且不改变胃肠道固有的生理状态。完全可逆。

（二）垂直绑带式胃减容术

1. 手术技术

该手术从贲门口沿胃小弯向下建立一个垂直的手指大小（15~25 毫升）的胃小囊。如果选用的是硅胶出口限制环,它特制的闭合器前端有一个打孔器,硅胶环可以从孔中穿过来限制胃小囊的出口。如果选用的是网状补片来限制出口,则先要用吻合器在拟定的胃小囊下端稍外侧开胃窗,再用闭合器自胃窗向上进行胃的分隔,最后穿过胃窗缝合网状补片来限制胃小囊的出口。出口的直径为 0.75~1.25 厘米。

2. 减重效果

手术可减超重部分的 50%~60%,减少术前 BMI 的 25%~30%。减重在 2 年左右达到平台期,达到体重最低点后可能会有部分患者体重反弹。该手术围手术期死亡率约为 0.1%,并发症发生率约为 5%。

3. 远期并发症

本手术远期可能会有呕吐,与患者食量过大有关。有时可能会有药片或胶囊卡在出口限制环内,如果这种情况在 24 小时内还不能解决,应使用内镜取出。由粘连或限制环扭曲所造成的出口梗阻须再手术解除。

4. 复原和再手术

手术移除限制环,出口可以不断扩张,使患者逐渐达到功能上的复原。减重效果不佳者可以改行胃短路术或十二指肠转位术。

此手术已逐渐被可调节胃绑带术所取代。

（三）胃短路术

1. 手术技术

该手术胃小囊可以是水平的,也可以是垂直的,但更重要的是容量要限制在 12~25 毫升。胃小囊要与远侧的胃完全分开,或至少要用有四排钉子的直行切割吻合器分隔。旷置全部的十二指肠及大约 40 厘米的近端空肠。胃小囊与空肠 Roux 臂的吻合可以是结肠前的,也可以是结肠后的。吻合口的直径为 175~1 125 厘米。Roux 臂的长度根据患者的肥胖程度在 75~150 厘米之间选择。

2. 减重效果

术后标准的 75 厘米 Roux 臂的胃短路术通常可以减重 50 千克,是体重超重部分的 65% ~70%，减少术前 BMI 的 35%。减重可在 1~2 年达到平台期，在达到减重最低点以后，可能会有约 10 千克的体重反弹。围手术期（手术 30 天以内）病死率约为 15%。

3. 并发症

术后并发症包括吻合口漏、出血、切口感染、肺栓塞等，发生率约为 5%。与剖腹手术相比，腹腔镜手术的腹腔内并发症的发生率略高，但患者的切口感染发生率低，患者恢复更快、住院时间明显缩短。远期并发症可能有倾倒综合征、吻合口狭窄、边缘性溃疡、闭合线开裂及内疝。需要终生补充维生素 B_{12}，还要根据需要补充铁、复合维生素 B、叶酸和钙。

4. 复原和再手术

胃短路术是可逆的。但手术恢复原来的状态后，患者不可避免地再度增重。胃短路术效果不佳的患者，可以再手术延长 Roux 肠襻。因国人胃部疾病发生率较高，此手术以后旷置的胃大囊发生病变的机会也将增加。而对胃大囊的检查受很多限制，如胃镜无法进入等，应慎重采用。虽然该术式操作复杂，有一定的并发症发生率，以及术后需要相关营养物质的监测与补充，以及上述术后胃部检查上的困难等多种因素，但经验表明，该术式可以使一些长期的 2 型糖尿病、高血压病等慢性疾病得到更为有效的控制。相对于这些疾病对患者生存质量及存活期的影响，在综合考虑风险/收效比的情况下，该术式更适合于此类患者。

（四）袖状胃切除术

1. 手术技术

该手术沿胃小弯走行方向保留 4~8 厘米幽门以上胃窦，切除胃的大部，使残留的胃呈"香蕉状"，约胃镜直径的通道，容积在 100 毫升左右。此手术不改变胃肠道的生理状态，不产生营养物质的缺乏。

2. 减重效果

此手术适用于高危的和极重度肥胖病患者。经过 6~12 个月可望减重超重部分的 30% ~60%。该手术中胃的切除使用切割吻合器完成，

3. 并发症

本手术并发症包括为切缘的出血、渗漏及狭窄等。

4. 复原和再手术

该手术切除的胃无法复原。对于极重度肥胖，以及合并其他严重肥胖并

发症的高危患者,可以先行此手术,以采用相对安全的手段使患者的肥胖程度得到较快的控制,较早地消除相关高危因素。此后根据患者术后减重的情况及对减重效果的期盼决定是否需要二期手术。二期手术通常在一期手术后6~18个月后进行。

(五)胆胰旷置术和十二指肠转位术

1. 手术技术

两种手术都要保留100~150毫升容量的胃囊。肠襻和胆胰襻汇合形成的共同通道在回盲瓣近侧50~150厘米。胆胰旷置术需要做一个水平的胃切除和结肠后的胃空肠吻合。长的 Roux 臂与从近端封闭的十二指肠开始的胆胰臂吻合。对于十二指肠转流术,需要做一个保留幽门的胃垂直袖套样切除,与胃相连的近侧十二指肠套在结肠后与小肠的远端吻合。对于极重度肥胖病患者(BMI > 60 千克/米^2),腹腔镜十二指肠转位手术可以分两期进行,首先做胃垂直袖套样切除。

2. 减重效果

大约可以减超重部分的70%,减少术前 BMI 的35%。减重效果可以长期维持,达到最低值后不会出现体重反弹。该手术围手术期病死率约为1%,并发症发生率约为5%。

3. 远期并发症

手述远期并发症可能有腹泻,有维生素、矿物质、营养物质的缺乏,特别是蛋白质的缺乏。每日需要补充75~80克的蛋白质,以及维生素 B、钙和铁。行胆胰旷置术的患者可能还会产生倾倒综合征。

4. 复原和再手术

术后肠道的原有的连续性可以复原,但胃大部切除是无法还原的。对于减重效果不佳的患者,可以进一步缩短肠道的共同通道,对有些患者有效。该两种术式虽然减重效果好,但手术操作复杂,并发症发生率和病死率均较其他术式高,加之对营养代谢紊乱要定时严格监控、及时正确途径补充,对国人暂不推荐推广。

二、局部脂肪切除术

传统的皮肤脂肪切除术应用至今已有近百年历史,它常用于腹壁、臀部、大腿的整形,创面均在直视下进行,又称开放式手术。尽管它有较好的疗效,方法也在不断改进,但手术大多遗留长而宽大甚至高起增厚的瘢痕,影响手术效果。

(一)腹部皮肤脂肪切除术

1. 手术适应证

局部或全身原因引起腹壁隆起,均伴有明显的皮肤、肌腱膜等松弛,引起腹壁松弛下垂,影响外形美观,不能适应快节奏工作,在穿衣和行走等生活上有诸多不便,对某些特殊职业人员甚至影响工作。因而对于有腹壁肥胖同时有腹壁软组织松弛下垂,影响外观、生活和工作者,均可经诊治后行腹壁减肥手术。

因内分泌等原因造成病理性肥胖者,以及因疾患需用激素治疗者均不宜手术。有精神不正常者禁忌手术。妊娠后形成腹壁妊娠纹,腹直肌分离,腹壁肌肉松弛,手术后仍希望生育者不宜手术,应在不考虑生育时行手术。

2. 术式选择

(1)横切法:所谓横切法,即在腹部左右方向上做切口。该方法由美国医生在1899年首先应用,以脐部为中心横向切除腹壁皮肤和脂肪,以后改进为保留原有脐部的方法,应用于下腹部"W"形切口,两侧在腹股沟,中央在阴毛上缘。横切口的优点在于可以较大范围地切除下垂的皮肤和脂肪。

(2)纵切法:在腹部上、下方向上纵形切除多余的皮肤和脂肪。可以在中央纵切,也可在脐两侧纵切。纵切法有较多优点:①切除范围大,血运保留较好,皮瓣成活率高。②手术后腰部外形变得优美。③对妊娠后整形效果明显。缺点是腹部留有显著瘢痕。

(3)联合切法:横切法和纵切法联合应用称为联合切法。该切法可以根据腹壁肥胖情况,采用"＋"字切法、倒"T"字切法。该法的优点是:①可切除垂直和水平两个方向上的皮肤和脂肪。②对腰部骨盆外形改变较明显。缺点也是瘢痕明显,且易发生皮瓣尖端坏死。

(4)局部切除法:对于脂肪增多局限在不大范围者,可在局麻下局部切除。该方法手术范围小,安全。切口如设计在隐蔽处瘢痕也不明显。

3. 手术方法

术前让受术者分别取站立和仰卧两种体位,以了解其腹壁松弛的部位和程度,估计可切除范围,设计切口位置。检查腹直肌松弛情况可使受术者仰卧位收缩,检查者用手掌尺侧置于腹直肌之间(腹部正中),即可估计分离程度。

常用甲紫做标记。其他术前准备同普通手术常规。

4. 切开、切除与缝合

沿手术设计线切开皮肤、脂肪达腹部肌肉筋膜前止。沿切口线向远端分离，根据切除范围，上端可达剑突及肋缘上，两侧达髂嵴前缘，向下至两侧腹股沟，该处注意股动、静脉等。向切口方向牵拉皮瓣，注意皮瓣正中线对位。调整体位使腹部松弛，在切缘处切除多余皮肤和脂肪。腹直肌分离或肌腱松弛者，可在水平方向上折叠缝合使腹直肌靠拢，腱膜拉紧。止血后分层缝合各层组织。

5. 手术中注意点

游离脐部应沿脐周环状切开，保留脐韧带周围适当脂肪组织。再造脐孔应在皮瓣正中线上，先等分缝合，然后按筋膜、皮下组织、皮肤分层缝合。腹股沟处切除皮肤脂肪时，注意勿损伤该处淋巴结及其周围淋巴管，以防术后淋巴回流障碍。术毕在伤口最低位处放置负压引流球。术后受术者髋关节应屈曲110～120度，减少缝合处张力。

6. 术后注意事项

（1）术后在清醒及血压平稳后采用轻度半卧位，屈膝屈髋，有利于腹壁松弛，减少皮瓣张力，以免皮瓣远端坏死和伤口裂开，且伤口渗出易从低位流出。负压引流量减少或没有时，应及时拔除引流条，一般最迟不超过72小时。

（2）术后进流质饮食，肠蠕动恢复后进普食，应保持大便通畅。手术区应用敷料加压包扎，拆线后可改用医用弹力加压服，固定3个月。

（3）术后10～14天拆线。术后5天可下床活动，4～8周可逐步恢复体育活动。

7. 并发症

（1）血肿：腹壁行皮肤脂肪切除和大范围剥离，创面较大，由于术后躁动血压升高，电凝块结扎线脱落发生出血、渗血，如引流不畅可在皮肤脂肪下形成血肿，如不采取措施予以止血和清除血肿，可致皮瓣坏死，伤口感染。

（2）伤口裂开：由于在腹壁切除皮肤脂肪过多，缝合处张力大，加上某种因素致腹部突然过伸活动可致伤口裂开。

（3）皮瓣坏死：皮肤和脂肪坏死可发生在张力大、皮瓣下血肿、皮瓣供应血管破坏等情况下。早期表现为皮肤发白、发紫，毛细血管充盈反应不良，及时处理如调整体位、拆除部分缝线、清除血肿等可望恢复。一旦发生坏死，待坏死与正常处界线清楚时,切除坏死组织,创面植皮。

(4)瘢痕和皮肤感觉异常:术后可发生切口瘢痕增生,皮肤触痛觉减退,一般术后半年左右可恢复。

(5)栓塞性静脉炎和肺栓塞:这是两种严重的并发症。肺栓塞死亡率很高。术前详细询问病史、查体、化验,术后应适当活动,有严重主要脏器疾病者应劝其避免手术。

(二)下肢臀部皮肤脂肪切除术

1. 手术适应证

臀部和大腿外上大转子处单纯脂肪堆积,可用脂肪抽吸术减肥,伴有皮肤松弛下垂者需要切除多余的皮肤脂肪。大腿内侧根部和中部的脂肪堆积常采用手术切除方法。

2. 手术要点

(1)前内侧切口在腹股沟下,大腿中部切口在大腿内侧纵行切开,臀部切口在臀皱襞处。除大腿中部的各切口外均可被三角裤下缘覆盖。

(2)皮肤脂肪的切除要适度,术前做站立位在切口处估计切除组织量。在臀皱襞和腹股沟处脂肪要少切,大腿大转子凹陷处脂肪也要保留,以免术后过度凹陷。臀部切除组织过多失去臀部丰满外形也应予以避免。

(3)缝合切口时把大腿皮瓣向上提,皮瓣深部和切缘处筋膜相缝固定,不使术后因切口缝合处下延使瘢痕外露。臀部较厚的脂肪需要分两层缝合。

3. 术后注意事项

(1)饮食和局部创面保持清洁:由于切口在肛门和尿道口附近,术后保持创口不污染甚为重要。术后 7 天内应进少渣饮食,便后应清洁局部。大便应采用坐便位,避免蹲位。小便可采用留置导尿。

(2)活动:卧床时应活动膝关节以远的肢体和关节。术后 1 个月内不做剧烈活动。

(3)加压:术后 1 个月内采用局部加压绷带或加压弹力服装。

4. 术后并发症

(1)水肿:下肢水肿一般经卧床和加压后逐渐消退。预防术后淋巴水肿主要在于手术时保留腹股沟淋巴系统,避免剥离深部组织。

(2)瘢痕:瘢痕主要在臀皱襞处和大腿中部。注意手术后活动,加压,1~2年后瘢痕可逐渐展平而不明显。

（三）上肢皮肤脂肪切除术

1. 手术适应证

上臂的单纯肥胖一般不需手术，当年龄增大皮肤松弛下垂时可行皮肤脂肪切除手术。

2. 手术要点

沿切口标记切开皮肤，向后做皮下分离，尽量避免进入深筋膜，以防损伤深部的神经和血管。将切口后侧皮瓣向前牵引，切除多余的皮肤和皮下组织，注意不要使切口张力过大。逐层缝合皮下组织和皮肤。术后弹力绷带包扎，7～10天拆线，术后2～3个月应用弹力绷带压迫。

3. 并发症

手术并发症主要有上肢神经损伤和上肢肿胀。

三、脂肪吸脂术

（一）局部脂肪吸脂术

20世纪60年代德国一医生用妇科刮宫器械在髋部和膝部皮肤做一小切口，在皮下放进子宫刮匙进行脂肪刮除。在20世纪70年代加入了负压吸引，应用于腹部等处脂肪堆聚处，达到改善相应部位外形的目的，这便是脂肪吸脂术。经过各国不断创新、改进，器械和方法逐渐完善，今天已成为较成熟的手术方法。20世纪80年代开始，我国各大城市医院也先后开展了此项手术。

1. 适应证

手术适应证包括局部脂肪显著堆积，影响体型曲线；皮下脂肪过多伴有皮肤松弛应脂肪切除，皮肤弹性好或轻度松弛行脂肪抽吸；肥胖体型要求手术减轻体重者；单纯性肥胖伴有局部皮下脂肪显著增厚；药物与非手术疗法减肥无效者。

2. 禁忌证

手术禁忌证包括患有心血管、消化、呼吸和泌尿等系统的慢性疾病；凝血功能不佳者；身体发育未成熟的青少年；长期服用激素、抗凝药等的服药期；服用皮质激素引起的病理性肥胖；女性患者在妊娠期或月经期。

3. 相对禁忌证

手术相对禁忌证包括腹部肥胖膨隆由腹腔内脂肪堆积形成（多为男性患

者);单纯性肥胖、弥漫性皮下脂肪增厚;局部的隆凸畸形主要由肌肉增厚形成;表面皮肤显著松弛或弹性较差者不宜实施脂肪抽吸术;不良心理状态者。

4. 脂肪抽吸术的器械设备

脂肪抽吸术的器械分为 3 个组成部分。

(1)吸引管:吸引管是一只特制的空心管,材料多为不锈钢,也有用硬塑料制成。它的一端为盲端呈鲨鱼嘴状,近盲端有一卵圆形侧孔,脂肪组织在负压吸引下经此孔入管腔被撕碎而吸出。脂肪碎块大小不一,吸引管需要有一定内径,方能吸出,内径一般为 5 ~ 10 毫米。吸引管另一端为开口,带有把柄,柄上有指示圆孔位置的标记,其后方与导管连接。吸引管长度、弧度根据部位不同制成各种型号。

(2)导管:它连接吸引器和吸引管。导管要求一定的透明度和硬度。透明度要求能见到吸引物的性质和颜色,硬度要求在 1 个大气压负压下管壁不塌陷。

(3)负压源:一般为电动吸引器,要求抽气速率在 1 个大气压负压下不小于 30 升/分。

(4)手术方法简介:

1)术前测量和标志:为了观察手术效果,术前应做一些测定。受术者取站立位。胸围经乳头测量;腹围经脐孔、脐至剑突中点、脐至耻骨联合连线中点测量;臀围经股骨上端大转子、大腿内侧根部测量。对需脂肪抽吸部位先征求个人要求,标出抽吸范围。

2)麻醉方法:在小范围抽吸可使用局部麻醉。较大范围抽吸以静脉复合麻醉为佳。以氯胺酮为主的麻醉较浅,腹肌张力增强有利于抽吸顺利进行。

(5)手术操作:

1)切口:切口应选在便于操作的位置,同时考虑在隐蔽处或自然皱折处,如颌下正中、下腹部耻骨联合上、脐周、臀沟等。切口大小根据所用吸引管管径粗细为 1 ~ 2 厘米长,能顺利放入吸引管,切口过长将影响负压效果。

2)抽吸脂肪:选择口径合适的吸引管,自切口插入并在皮肤下 2 厘米处潜行至治疗平面,侧孔向下,启动电动吸引器,负压达到 1 个大气压时,右手持吸引器把手,左手摸到吸引管后把皮肤、脂肪一起捏起,按设计在隧道处来回移动吸引管,同时观察导管和电动吸引器的收集瓶,见吸引物以血色为主且吸引管移动时有粗糙感,应更换部位吸引,直至全部完成。

3）引流：抽吸完毕在切口处置入负压吸引球24～48小时，负压球可吸引抽吸腔内积液、渗血，一般逐日减少即可拔除，患者应注意保护。

4）包扎：术毕需在手术区内添加敷料，加压包扎，以利于压迫止血，消灭死腔，促进血液和淋巴回流，使伤口顺利愈合。

（6）术后注意事项：

1）饮食与起居：全麻者术后需要静脉补液，出血量多时给予输血。次日可进流质或半流质饮食，逐渐恢复正常饮食。术后床上应活动两下肢，争取早日下床活动。

2）加压和测量：拆线后脂肪抽吸区仍需加压，最好穿特制弹力加压衣3个月。定期测量观察疗效。

3）术后可能出现的问题：

A. 皮肤瘀斑和水肿：术后皮肤抽吸区常可见散在、大小不一的瘀斑，一般4周内消退，少数人有长期皮肤色素改变。皮肤水肿也常出现，尤其在下肢行脂肪抽引时，可以持续几个月才慢慢消退。

B. 皮肤外形不平整：手术后皮肤外观不平，按之凹凸可及，其原因可能是抽引脂肪量不均匀。另外采用辐射状抽吸保留了隧道间皮肤与深部筋膜的神经血管等结构，此结构收缩也可引起不平整。但多数患者随着脂肪组织的代偿可恢复平整。

C. 并发症：脂肪抽吸术是一个组织创伤较大的手术，由于患者体质、技术操作等原因，术后可能出现一些并发症，如血肿、皮肤部分坏死、感染、静脉栓塞和脂肪栓塞。因而对手术应予高度重视。脂肪抽吸术是目前矫正体态畸形较理想的方法，但对它的治疗效果应有客观的认识，过高的期望是不切合实际的。

（二）其他常用吸脂术

1. 超声辅助吸脂术

超声辅助吸脂术包括体外、体内超声抽脂，是利用超声波使脂肪细胞乳化，再通过低负压将乳化后的脂肪抽出，超声抽脂对组织的损伤较小，而完好地保留高密度的皮肤、血管、神经等组织。此外超声能刺激真皮深面，促进松弛皮肤回缩提紧，使抽吸脂肪后的皮肤表面平坦不产生皱褶。

2. 电子辅助吸脂术

20世纪90年代初期意大利学者发明了电子辅助吸脂技术，1995年应用于临床。电子辅助吸脂的工作原理是将两个1.5~2毫米的针式电极插入脂肪组织中,两电极间形成一个高频电场,产生"焦尔效应",在组织内产生热效应,使脂肪细胞破裂为液态后吸出。这种高频电场只对皮下疏松结缔组织中的脂肪细胞膜起作用,不影响神经及循环系统,与传统的负压吸引相比损伤更小,不引起治疗区及周围血管和淋巴循环紊乱,不会产生脂肪栓塞等严重并发症。

3. 振动辅助吸脂术

振动辅助吸脂术是近年来发展起来的一种较高效率的微创吸脂方法,其原理是通过兼做手柄的共振发生器,使与之相连接的脂肪抽吸管产生低频高幅往复式振动,与脂肪组织团块发生共振,将脂肪组织团块破碎并吸出,而不与皮肤、血管及神经组织等发生共振,故而损伤较小。

4. 激光辅助吸脂术

1990 年 Dressel 开始进行激光除脂的研究,1992 年 Apfelberg 报道激光辅助吸脂术。其原理是将激光束置入吸引管内腔,激光可将吸入的脂肪组织切断并凝固脂肪组织的滋养血管起到止血的作用。1994 年 FDA 通过 5 名医师对 51 名受术者进行激光辅助吸脂的双盲实验表明,激光辅助吸脂与单纯的脂肪抽吸在吸脂量、出血量、术后恢复程度等方面没有显著差异。由于激光还需要额外设备,费用高,操作不便,因此该项技术未得到公认与推广,有待进一步的研究。

四、外科手术减肥的评价与注意事项

(一)外科手术减肥的评价

1. 外科手术减肥开辟了减肥的新思路

我们知道,肥胖是多因素引起的疾病,一些中枢系统发生的病变,通过饮食、运动、药物控制等不能达到理想效果,可以通过手术解决;而对于那些外在表现的肥胖症状,如肌肉疏松、脂肪堆积等通过外部手术剜肉抽脂能够对于体型进行塑造,尤其是在当今麻醉技术不断进步的情况下,对于临床肥胖病尤其是严重的肥胖病患者控制体重是一个值得继续探索的思路。

2. 要认识外科手术的风险

外科手术风险是一个重要的问题,但对爱美人士是一个很好的吸引。

作为创伤性操作,要把安全性放在重要地位。目前,对于外科治疗尤其是抽脂疗法,虽然可以达到良好的减肥效果,但是却因为准入门槛的降低而导致滥用,从而产生很多问题和医疗事故。选择手术治疗一定要谨慎。

3. 目前减重手术存在的缺点

(1)目前减肥手术技术尚不完全成熟,加上严重肥胖病患者常合并心肺功能异常,手术风险较高。

(2)大部分减重手术需要永久改变患者的消化道结构,导致生活方式的改变和恶心、呕吐、胃肠出血、吻合口瘘、肠梗阻、贫血、营养不良及电解质紊乱等并发症。

(3)手术成本较大,患者经济负担较重。

因此,建议选择手术治疗的患者注意加强营养物质、维生素、矿物质的摄入,定期随访和体检,及时发现问题,调整治疗方案。

(二)外科手术减肥的注意事项

1. 患者选择要谨慎

根据 2007 年中国肥胖病外科治疗指南,目前以单纯脂肪过剩引起的伴发病(代谢紊乱综合征)为选择患者的手术适应证,有以下三种情况之一者:①确认出现 2 型糖尿病、心血管疾病、脂代谢紊乱、脂肪肝、睡眠呼吸暂停综合征等与单纯脂肪过剩相关的代谢紊乱综合征,且预测减重治疗有效者。②腰围:女≥80 厘米,男≥90 厘米;血脂紊乱:TG(三酰甘油)≥1.70 毫摩/升和(或)空腹血 HDL2 ch(高密度脂蛋白胆固醇):男性 <0.9 毫摩/升,女性 <1.0 毫摩/升。③连续 5 年以上体重稳定或稳定增加,BMI≥32(应指患者正常情况下有确认记录的体重及当时的身高所计算的系数,而如怀孕后 2 年内等特殊情况不应作为挑选依据);且同时具备以下 4 种情况:a. 年龄在 16~65 岁。由于肥胖相关的并发症相当复杂且较为顽固,对于年龄在 65 岁以上者,应根据术前各项检查结果权衡手术利弊后,再决定是否手术。16 岁以下青少年患者要综合考虑肥胖程度、对学习和生活的影响,以及是否有家族遗传性肥胖病史、本人意愿。b. 经非手术治疗疗效不佳或不能耐受者。c. 无酒精或药物依赖性,无严重的精神障碍、智力障碍。d. 患者了解减肥手术术式,理解和接受手术潜在的并发症风险;理解术后生活方式、饮食习惯改变对术后恢复的重要性并有承受能力,能积极配合术后随访。可考虑行外科手术治疗。反之则不建议行手术治疗。

2. 术前评估要认真

(1)呼吸功能:应将动脉血气、肺功能及对仰卧位的耐受力评估等列为常规。平卧位下合并低氧和（或）高碳酸血症者，其围手术期耐受力差，应尽力纠正。

（2）循环功能：了解有无高血压、心肌缺血、肺动脉高压等病史和症状，超声心动图是判断心功能和肺动脉高压较有价值的指标。心电图漏诊率达60%。

（3）困难气道评估：术前明确诊断是否有阻塞性睡眠呼吸暂停综合征（OSAS）是保障围手术期安全的重要措施。对合并有上呼吸道解剖和病理解剖异常者，应及时请相关科室会诊处理。

术前应根据整体治疗方案，继续矫正患者不良的生活方式和饮食习惯，应有计划地进行有氧运动（骑自行车、散步等），选用高蛋白、低热量的食物（水果、低脂肪奶等），以期保障肥胖外科手术的治疗效果。肥胖外科手术患者常伴有自卑、抑郁、焦躁，以及人格障碍等心理、精神异常，应在心理精神学专家的指导下进行心理疏导，改变负性心理状态的影响，焕发积极生活方式，为安全渡过围手术期做好应有的心理准备。

术前检查包括：全面细致的体格检查，血、尿、粪常规检查，肝肾功能、电解质、血脂、糖耐量试验、T3、T4、TSH、心电图、胸部 X 片、肺功能、血气检查。除此之外，酌情进行上消化道钡餐、纤维内窥镜、超声心动图、心脏负荷实验检查等。

3. 术前用药

肥胖伴发糖尿病、手术时间长、极易发生术后感染，为此切皮 30 天前应给予抗生素予以预防。肥胖病患者极易诱发深部静脉血栓和肺动脉栓塞。一般于术前皮下注射未分馏的肝素 5 000 单位，以后 2 次/天，直到开始活动为止，或以依诺肝素40 毫克，2 次/天进行预防。其次在下肢装按气压也有助对这些伴发病的预防。尽量避免应用阿片类药物，在密切监护下使用镇静药。

4. 术中麻醉处理要点

（1）常规评估插管困难的指标对肥胖者缺乏理想的评估效果，应做好困难气道的充分准备。

（2）采用清醒诱导或快递诱导插管，取决于气道评估结果、麻醉者的经验和科室现有的条件。

（3）术中呼吸循环监测应确切，必要时可采用有创监测。

（4）体重增加对药代动力学的影响难以准确预计，推荐采用吸入麻醉或静吸复合麻醉。

（5）围手术期肺不张和肺顺应性下降是术中呼吸管理的重点。

5. 术后拔管和止痛

术后应将 ICU 或麻醉后监护室（PACU）监护下拔管列为常规，并做好通气辅助和支持的充分准备。

肥胖病患者的术后止痛应用阿片类药往往达不到预期效果，故应尽量避免使用；可间断静脉注射阿片类药，应切实注意特有的药动学改变，其剂量应根据理想体重而非绝对体重计算；可经硬膜外导管给予局麻药或阿片类药止痛。硬膜外注射布比卡因的止痛和保护心脏的效果可经静脉注射吗啡，有效。

6. 术后护理

术后按外科常规护理，同时强调要预防性使用抗生素，并进行生命体征监测，电解质平衡及糖代谢监测。术后 24 小时内最为关键，因在此期间可能出现严重吻合口瘘或腹腔内感染。如脉搏 120 次/分以上，体温上升到 38.5℃ 以上，或者患者出现病态面容，需要急诊手术探查或增加其他抗生素。吞钡可能对吻合口瘘有帮助，但并不完全可靠。忽略穿孔或腹腔内感染易发生死亡。如果怀疑有吻合口瘘，尽早进行手术探查，因为手术探查比忽略穿孔更安全。

术后第 1 天应在 ICU 病房，以后可以转至外科病房。术后肺部并发症较常见，尤以原有呼吸系统疾病者，术后肺部并发症率可达 33%，而无呼吸系统疾病者仅 12%。术后肺功能减退至少 5 天。应采取预防措施，即术后应取半卧位数日；雾化吸入，尽早开始胸部体疗；夜间采用经鼻持续气道正压通气，防止气道梗阻；完全清醒后方可拔管。

术后禁食 3 天，术后第 4 天，每次 30 毫升半浓度要素饮食，每日 3 次；每小时饮水 30 毫升。术后第 5~7 天，每次 30 毫升全浓度要素饮食，1 日 3 次；每小时饮水 30 毫升。术后 1~2 周全流质。术后 2~6 周逐渐开始正常饮食。大多数患者恢复到以前的饮食方式，但由于"饱满感"及胃排空减慢，食量明显减少。术后 3 个月，大多数患者食量少但饮食平衡良好。

最常见的早期并发症是伤口脓肿，特别是有糖尿病的患者，一旦发现，拆除 1~2 针缝线使局部引流。膈下脓肿可以穿刺引流。

7. 长期随访

术前要告诫患者长期随访的重要性。术后特别强调维生素的补充，如摄入不足，可导致贫血、遗忘综合征，或者其他神经病变。要密切观察糖耐量，血压及患者情绪。如果体重回升超过术后最低体重的 12%，可能是由于吻合钉脱落，或吻合口扩张，或代偿性多食引起。腹痛以胆囊炎为多见，部分患者是由于吻合口溃疡引起，可用 H_2 受体阻断剂治疗。继发性呕吐可因饮食过多或胃空肠吻合间狭窄引起，吻合口狭窄经 1~2 次扩张能缓解。

第五节　其他疗法与评价

除以上介绍的肥胖病的治疗方法外，还有其他的一些方法在一定程度上可加以运用。其中，心理疗法和行为疗法可靠程度较高，而另外一些减肥方式则属于不正常或者不正当的方法。

一、行为疗法

减肥行为疗法从 20 世纪 60 年代起盛行于欧美国家，被认为最适合于中等程度的肥胖者。行为疗法的推广需要时间和技能，为此日常工作十分繁忙的医生往往对此疗法敬而远之。目前减肥的行为疗法已经实现了标准化，即使非面对面治疗或通过电脑远程治疗，也有望获得一定效果。在临床实际中，关键是激发患者的治疗欲望，引导他们进入治疗状态。为此应着重观察患者对于病态及行为变化的心理反应，将教育视点放到提高患者自我呵护水平上。

1. 诊断到治疗的导入

（1）初诊时对身体、行为、社会心理方面做总体评价：一般来说，将肥胖视为严重问题者，多是患有糖尿病、高血压等疾病，被确定必须减肥的患者。患者来诊的目的是治疗和管理疾病，并非完全为了减肥。为此，首先必须令患者产生减肥治疗的动机。因为要改变生活习惯，本人的主动配合不可缺少。让患者理解"为什么必须减肥""通过减肥疾病能得到什么程度的改善"，减肥虽然困难，但防止体重增加是最基本的目标。另外，将身体、医学评价并行，最好是事先掌握患者的饮食习惯及身体活动、情绪及思维方式、行为变化的准备，家庭及工作环境的大致状况。这些问题可通过填写询问表解决，并不需要太多时间。这样,事先获得全方位情报,以有利于患者接受自己的想法和感情,即能够得到理解。即使断定有必要减肥,也不要急于做指导,应采取宽容的态度倾听患者的主诉,尊重患者对治疗的期望。

(2)依据睡眠、食欲、表情等判定是否有抑郁状态:在前述的社会心理学评价中,特别应注意患者是否有抑郁状态。糖尿病患者中,女性抑郁症的患病率达28%,男性为18%,是普通人的2倍。在这种情况下,为了减肥而改变生活习惯就很困难,应优先对其进行治疗。多数患者不会在主诉中强调抑郁,为此应该从睡眠状态、食欲好坏、工作效率等方面来加以核查。

(3)了解患者的减肥经历与结果,掌握其体重的变化及对减肥的认识:简单询问患者从20岁开始的体重动态变化情况、减肥经历、结果。以及本人希望达到的体重标准,目前能够做到的减肥方法及本人无论如何都难达到的方法,由此推测出患者的知识水平、具备的行为素质,以及对减肥的认识和欲望、患者本人的主动性。减肥容易反弹,为此实施行为疗法须重视患者本人的心理准备。确定了减肥的动机和主动性后,可以向患者提供必要的情况及具体的实施办法。

2. 推荐具体行为改善方法与行为技能的适用性

(1)首先一起仔细探讨"可能做到哪些,如何做才能实行":当确定患者有决心减肥后,在适当的能量摄取及促进肌体活动的各种行为项目中,选择3~4个通过努力基本能够实现的项目。通过与患者面谈,向患者解释本行为至少需要30分钟,再一次让本人考虑,如果让患者本人从下表5-7中选择具体的实施计划,将会缩短时间。确认本人选择的行为项目后,确定其努力的决心,将其具体化。一般来说,患者减少进食量的计划是容易实现的,为此一定要解释清楚单纯少吃只能降低基础代谢,效果并不理想,一定要把指导患者运动和饮食疗法配合进行。

(2)每天记录体重与目标行为:督促患者本人在记录纸上记录上述的行为目标,每天记录实施情况与体重的变化,行为记录可以用○、×、△等标志,也可以记录在日记本上或挂历上。体重每天至少在晨起排尿后测定一次,可能的话,最好是画出图表,这样会使变化一目了然。此为自我监控,是减肥行为疗法不可缺少的,特别是实施的初期,要观察自己的行为,做出评价,有望起到强化作用。医生也不应忘记对自我监控进行指导,在诊察时一定要确认记录,不论内容如何,都应该对减肥行为进行积极评价。不要只注重体重的变化,要确认目标行为是否进行,如果进行的话,有没有由此导致的不良效果,今后能否继续坚持下去。没能进行的话,要注意询问有什么情况和有什么样的难题,并与患者共同思考如何解决,医生要将自我监控作为治疗的一部分重视起来,这样有利于提高患者的依从性。

（3）利用简捷的教材让患者自学:一次理解记忆是有限的,多数患者的医学知识是片面的。在减肥治疗中,将患者事先必须掌握的知识内容进行整理,简洁明了地给予提示。教育辅导并非一定要面对面或集中讲授,可以印成小册子,供患者自学。在利用已有教材时,治疗者应熟知其内容,灵活应用。目前有关行为疗法的手册也有很多,可以灵活运用。

3. 维持体重和心理指导要点

随着时间的推移,减肥的速度会减缓,改善了的生活习惯,在3~4个月时也容易返回老样子。为此在实施前就要告诫患者一旦恢复了原有的生活习惯,体重也将恢复到原有水平。防止反弹的方法有:①预测危险性因素(生命周期的变化、疾病、外伤等),唤起患者采取对策。②出现反弹信号(1个月内体重增加2千克)后,要尽早采取对策。③有家属及朋友等社会性的帮助和支持等。医患之间应为刺激与反应的互相作用关系,治疗者应时刻意识到自己的言行将对患者产生什么样的影响,不同的患者或同一个患者在不同的时期也有很大的差异,应及时注意到其情感及想法变化,采取相应的措施,根据患者的意愿采取对策,即为心理性指导的要点(表5-8)。

表5-8　设定行为目标的具体行动事例

设定行为目标	已做到	做得到	做不到
1. 八分饱	○		
2. 每餐吃米饭1小碗,面包1片	○		
3. 油炸食品一周最多吃3次		○	
4. 喝低脂肪的牛奶和酸奶		○	
5. 不食用色拉酱		○	
6. 喝酒后不再食用拉面、汤饭等		○	
7. 在外面用餐选择中式食品		○	
8. 吃份饭时,将米饭剩下			○
9. 限制饮用甜味饮料	○		

设定行为目标	已做到	做得到	做不到
10. 限制吃加餐和点心		○	
11. 每天限制饮酒量为 1 杯	○		
12. 下酒菜选用低热量食品		○	
13. 每周至少设定 2 天以上为肝休息日	○		
14. 就寝前 2 小时内不再进食		○	
15. 晚餐后不再进食	○		
16. 每天吃蔬菜 2 次以上		○	
17. 每周吃鱼 4 次以上			○
18. 上班、上学、购物每天步行 40 分钟以上	○		
19. 每天快步走 40 分钟以上		○	
20. 每天步行 1 万步以上		○	
21. 每天慢跑 15 分钟以上		○	
22. 每天慢跑 20 分钟以上			○
23. 打扫卫生、洗衣服、做家务活 30 分钟以上		○	
24. 每天做哑铃操 15 分钟以上			○
25. 每天做腹肌运动 30 分钟以上		○	
26. 每天利用运动器械锻炼 40 分钟以上		○	
27. 每周游泳健身 3 次以上		○	
28. 不乘坐电梯		○	
29. 每周收拾庭院、擦车或做家务 3 次以上	○		

注:首先由自己做出评价,然后从"做得到"的项目中,选择饮食和运动方法 3~5 项。所谓"做得到"是指通过努力,可能达到 70%~80% 的项目。

二、心理疗法

减肥心理疗法是根据条件反射理论,纠正肥胖者由异常饮食习惯所造成的过食行为的一种方法。也就是说运用心理知识分析肥胖者过食行动的行为特征,采取心理措施来纠正导致肥胖的行为,培养有利于减肥的饮食习惯。当肥胖者无法摆脱强烈的食欲诱惑时,运用心理转移法,即把注意力转移到另一

个具有吸引力的东西或某一项活动上去,从而达到控制饮食,减轻体重的目的。具体方法有:

1. 训练厌恶

施治者运用一些附加条件,使肥胖者对自己的肥胖产生厌恶感,避免过食。比如在冰箱旁,贴上因体态肥胖而遭人嘲笑的漫画,把自己大腹便便的照片置于餐桌上,一边看照片,一边吃饭,让自己面临美味佳肴,正欲狼吞虎咽之时,马上受到反面刺激,以抑制食欲。

2. 自我奖励

肥胖者可利用奖励的办法来坚定自己减肥的决心。奖励的办法多种多样,其中一种做法就是每坚持减肥一天,就丢一个硬币进储钱罐,奖励自己买喜欢的东西。但是,请记住,千万别往嘴里"奖"食物。同时还可以标新立异,将每点进步具体化。比如,体重每减轻0.5千克就往袋子里装上0.5千克沙或其他东西,并时常提提那个袋子,看看有多重,这重量就是以前自己身上多余的脂肪。

3. 借助他人影响

对于肥胖者来说,应尽量避免单独进食,而应和家人或朋友一起吃。在亲朋好友当中,"聘请"几个对自己有影响的"监督员"。这样,他们可以控制你的饮食,既不会让你空着肚子,也不会让你敞开肚皮吃。有时尽管你真心实意地减肥,但也有坚持不下去的时候。此时你应找一个有同样苦衷的减肥者,互相鼓励,取长补短,共渡难关。

4. 用其他行为代替进食

"只要想想食物,我们体重就会增加。"肥胖者常常抱怨。研究者发现有些人想象食物的形象、气味,都会引起食欲。为此,研究者建议用其他行为来代替进食,也许能够熄灭这种反应。比如做一次轻快的散步,喝一杯水,或者坚持不进食,直到这类想象对食欲不起作用为止。

5. 控制环境因素

如果你常在一个特定的环境里吃东西,比如边看电视边吃零食,久而久之,一看电视就想吃,不管饥饿与否。根据肥胖者的特点,依据下面两条原则来摄食,便可取得理想的效果。第一,只在一定的地方、一定的时间内就餐;第二,不边看电视边进食。

总之,运用心理知识分析肥胖者过食行动的行为特征,采取心理措施来纠正导致肥胖的行为,培养有利于减肥的饮食习惯。当肥胖者无法摆脱强烈的食欲诱惑时,运用心理转移法,即把注意力转移到另一个具有吸引力的东西或某一项活动上去,从而达到控制饮食减轻体重的目的。

三、其他不正当的减肥方法

当今时代,爱美女人对身材的渴求已从愿望变成一种流行、一种时尚。减少饮食、加大运动量、服用减肥药、穿塑身内衣……女人们尝试着各种各样的办法。还有少数减肥心切的人另辟蹊径,吃蛔虫、吸毒、催吐、服利尿剂……花样之多、用招之险,令人瞠目结舌。现在我们就来分析一下各种另类的减肥方法。

1. 饮尿减肥法

据称,时下许多女性爱美已经到了挖空心思的地步。一些社会人士对于尿疗的宣传从过去的治疗急性病、慢性病到了当今的治疗肥胖病。一些爱美人士或者急于减肥的患者便开始了饮尿疗法。

实际上,根据尿的生化分析及显微镜检查,正常尿液的 96% ~97% 是水分,正常成人每天排泄的尿液为 1 500~2 000 毫升,其中含固体成分约 60 克,其中钾、钠、钙、镁、氯、草酸盐、硫酸盐、碳酸盐、磷酸盐等无机盐约 25 克,有机物约 35 克,主要是尿素,其次是糖类、蛋白质、激素、酶、胆红素、尿胆原,以及其他代谢产物。尿液从肾脏产生,肾脏是人体代谢时排出废物的主要器官之一,也是人体对外源性摄取物质进行调节的主要通道,当人体内产生或从外界摄入某种物质过多时,肾脏会把多余的物质排出。因此,不同个体的尿液成分各有不同;同一个体在不同年龄,不同代谢、内分泌状况,不同的饮食成分下都可导致尿的成分改变,如不同的疾病可在尿中发现不同的物质。由此可见,尿液是化学成分非常复杂的、多变的溶液。其作用机制不明,还可能对身体产生不良影响。我们从现代医学的研究可以看出,尿液对人体而言都是有害无益的,所谓的饮尿减肥是不靠谱的。

2. 束身衣减肥法

一些商家在减肥方面也挖空心思。春季来临时,各种紧身衣开始大行其道。甚至一些商家还宣传紧身衣塑身减肥的效果,以至于很多女性认为束身衣既没有吃药的副作用又可以塑造完美身材同时又不用运动,从而采取穿束身衣来减肥。从外形来看,一些肥胖女性穿上束身衣服确实看着苗条了不少,脂肪在紧身衣的束缚下也变得乖巧了许多。但是,据专家研究发现,穿束身衣服本身并不是促进了脂肪的燃烧和消失,而是被压迫,这样会造成人体气血循环出现障碍,产生不少问题。如造成生殖系统的炎症,由于经常穿紧身衣裤,紧裆裹臀,使汗液、阴道分泌物、白带、经血等在封闭环境中无法散发,这些有害物质刺激外阴引起外阴炎;此外,青春期少女处于发育之中若在此期间穿紧身衣裤会影响其乳房和臀部的发育,给今后分娩和哺乳带来不利。再如血液循环系统的问题,由于束身衣的紧绷性比较强,会使部分受压区域的毛细血管闭塞,可直接影响该区域肌肉的血液循环,使肌肉得不到足够的营养供应而发生劳损;若影响盆腔的血液循环,会造成盆腔瘀血等疾病;位于腹部的回流的静脉受到压迫,严重者可致回流到心脏的血液相对减少,出现下肢水肿及循环血量不足等症状。一些穿塑身衣的肥胖病患者还常常受到呼吸困难的影响。

因此,我们认为,紧身衣作为一种可替换的衣着,追求一些时尚固然可以理解,但是对于减肥患者长期穿戴,有些不妥。

3. 咖啡减肥法

提起减肥,很多人都不想受苦,总幻想着有一种轻松愉快的方式在享受中消除肥胖,因此就有一些人推荐了喝咖啡减肥的方式。推荐人所持的原理就是咖啡因能够导致基础代谢率增加,加速分解脂肪,让脂肪酸从脂肪组织中分离出来进入血液。这是一种理想的模式,实际上,咖啡究竟能不能对抗脂肪还不好说,但是单纯的依靠喝咖啡达到减肥效果,远没有运动有效果。如果仅仅依靠咖啡减肥,而不采取运动、饮食疗法,喝咖啡顶多只能是一种享受和生活方式而已。大量的饮用咖啡有可能会使我们的体重下降,但是以损害健康为代价的,是一种不科学的减肥方法。

4. 蛔虫减肥法

电影《瘦身男女》中,郑秀文饰演的肥婆为了减肥而吞食一条蛔虫。其实,蛔虫卵减肥由来已久,并且有人员从事蛔虫卵胶囊等的销售等,而且还有很多人在贴吧或者其他空间沟通吃蛔虫卵减肥的经验。还有广告宣称一些明星也吃了他们的蛔虫卵等。使用这种减肥方法的人一般是把蛔虫卵吃到肚子里,使自己的肚子成为孕育虫子的温床,让它吸收掉热量、养分。他们只看到了片面的减轻体重,却忽略了它对身体致命的损害。蛔虫的致病作用有掠夺营养、损伤肠黏膜、引起变态反应,以及其钻孔习性引起的并发症。患者轻则会引起食欲不振、消化不良、腹泻、恶心、呕吐等消化道的症状,重则大量虫体寄生时会引起机械性的肠梗阻,少数严重的患者会引起肠套叠、肠扭转甚至肠坏死,因蛔虫具有钻孔的习性,可钻入各种管道甚至肝脏,引起胆道蛔虫症、蛔虫性胰腺炎、阑尾炎,更甚者引起肠穿孔和急性腹膜炎。更可恶的是,蛔虫本身就是一种传染性的寄生虫病,对人体有很大的危害。

5. 服利尿剂减肥法

利尿剂是一类选择性作用于肾脏,增加电解质和水的排出,使尿量增多的药物。因为这一特点能够很好地减轻体重而被一些减肥机构或爱好者所利用,一些减肥机构看似在治疗的过程中没有给患者任何的营养,或者仅仅提供白开水。这时候,白开水就充满了玄机。通过引导,减肥者饮用含有利尿作用的西药或者中药,从而促进患者尿液排出,快速达到减轻体重、赢得患者信任的目的。实际上,我们知道肥胖的本身是因为脂肪的堆积造成的,脂肪组织也含有一定的水分,通过服用利尿剂确实可以减轻体重,但是减掉的是水而不是脂肪,对肥胖病患者意义不大。而且,水是人体组织不可缺少的必要条件,有帮助血液流动、调节体温和帮助营养物质消化吸收等多种功能,是一种非常重要的营养素,若失水量达到体重的 6%~10% 时,细胞内液水分丢失的比例增加,也容易出现一些异常问题如电解质紊乱、呼吸频率增加、血容量减少,以及恶心、食欲丧失、厌食等。

6. 辣椒减肥法

有许多人认为,吃辛辣食物可以通过发汗促进脂肪燃烧,而且能增加饱腹感。实际上,大量吃辣椒对人体并不一定有益,尤其是对于那些传统上就不善于吃辣椒的地域人群来讲,采取辣椒减肥,多吃辛辣食物往往刺激食欲,增加食量,增加对胃黏膜的刺激,久而久之,使胃肠黏膜损伤,引起慢性炎症,出现呕吐、痉挛、疼痛及腹泻等。过度吃辣对消化道会产生强烈刺激,严重的会使消化道出血。另外,吃太多刺激性食物还会令皮肤变得粗糙,易长痤疮、上火等。

7. 食用塑料袋减肥法

曾有报道,日本流行过一种使用塑料袋减肥的方法,一位主妇长期坚持吃塑料袋,方法是把塑料袋裁剪成特别细的丝,混在饭菜里来吃,想以塑料袋代替粗纤维,挂掉肠壁上附着的脂肪,但是此想法是丝毫没有医学根据的,还可能损伤肠道黏膜,严重时还会引起肠道出血,纠结在一起的塑料带还会引发肠梗阻。这种理论也被一些人引用,就是利用肠道不消化吸收的物质做成食物,从而增加饱腹感,如吃棉花等,干扰正常饮食的吸收。这种方式以损害人体的健康来减肥,不值得采用。

此外,网络上还能搜索到诸如吸毒减肥、催吐减肥、人流减肥等方式。这些另类、让人匪夷所思的方法,无一例外都是对人体生理和心理的极大摧残。肥胖本身是一种慢性病,减肥的最终目的是为了健康。既然要健康,就应该在不损害健康的前提下,采取一种科学、正确的方法。

爱美是每个人的权利,但美丽是健康、活力和自信,不是病态。其实最好的减肥方法还是控制饮食和适当增加运动量,方法虽然古老,但却是最安全的。减肥实际上是一种良好的生活方式重新培养、重新塑造的过程,不能急功近利。只有认识到改变生活方式的重要性,接受减肥是没有捷径可走的,才能以健康、正确的方式减肥。正确生活方式的建立将使人终生受益。

第六章

中医对肥胖病的认识与治疗

　　中医对肥胖病的认识由来已久。中医古籍中有许多对肥胖病的记载。如《黄帝内经》中有："甘肥贵人，则膏粱之疾也"和"年五十，体重，且目不聪明矣"的描述。《灵枢·逆顺肥瘦》曰："肥人……其为人也，贪于取与。"《金匮要略·痰饮咳嗽病脉证并治》曰："其人素盛今瘦，水走肠间，沥沥有声。"

　　古代医家对肥胖病病因病机的研究经历了由实证到虚证的过程。除了《黄帝内经》及《金匮要略》中认为肥胖与饮食及痰饮的关系密切外，李东垣《脾胃论》也认为肥人多责之于实，"脾中元气盛，则能食而不伤，过时而不饥。脾胃俱实则能而肥，脾胃俱虚则不能而瘦，或少食而肥，虽肥则四肢不举，盖脾实而邪气盛"。朱丹溪《格致余论》又把肥人的发生归结为"肥白人多湿，肥白人多痰饮"，明确提出肥人多为痰湿之体。

　　到了明清时期，清代陈士铎在《石室密录》中认为"肥人多痰，乃气虚也。虚则气不能运行，故痰生之……"肥胖的病机主要是痰湿和气虚两个方面。诚如陈修园说："大抵素禀之盛，从无所苦，唯是痰湿颇多。""痰湿"主要是由于肺、脾、肾、肝胆等脏腑功能失调，水液运化失司。而"气虚"除了肺、脾、肾气虚外，还有劳逸失常、久坐久卧所致之气虚，则如汪昂所言："肥人多痰而经阻，气不运也。""肥人形盛而气虚"。沈金鳌在《杂病源流犀烛》中认为"人之肥者气必虚"，指出气虚阳微，沉困怠惰可导致津液的生成、输布和排泄失常，津液停滞为痰，痰湿滋漫周身腠理而致肥胖。

　　我们研究认为，肥胖的虚实必须根据具体的患者情况，一般情况下，年轻体壮的肥胖病患者多表现为实证，而年老体虚、脾胃功能不良者则表现为脾虚湿盛的虚证表现。

第一节　肥胖病的病因病机

中医认为,肥胖发生与膏脂关系密切。膏脂是人体的有形物质。人体的营养物质,过多则形成高脂血症的隐患。凡导致人体摄入膏脂过多,以及膏脂转输、利用、排泄失常的因素,就会发生肥胖或者肥胖并发症。古人对此有精确、细致的论述。脂和油、膏、肓含义基本一样。此前已有论述。

一、发病原因

1. 先天禀赋

体形的胖瘦受先天禀赋的影响。肾为"先天之本",是机体最先形成之脏,其所藏先天之精即为先天禀赋。它禀受父母的生殖之精,与生俱来,在构成人体胎元之初,便已从父母精气中遗传下来,藏之于肾,为人体生命之本原。《医学实在易·卷之四》说:"素禀之盛,由于先天。……大抵素禀之盛,从无所苦,唯是湿痰颇多。"

2. 饮食不节,过食肥甘

饮食不节,过度无制,久则伤及脾胃,脾胃运化功能失调,水谷精微无以转运,聚而成湿成痰,逐渐导致肥胖。正如《素问·奇病论》中所说:"夫五味入口,藏于胃,脾为之行其精气,津液在脾,故令人口甘也,此肥美之所发,其人必数食甘美而多肥也。"饮食偏嗜肥甘厚味,湿热酿生于内,日久成痰,痰热湿浊聚集体内,引起体重增加,形成肥胖。且湿热影响脾胃的运化功能,反过来加重痰湿的生成。进食过多,饮食所含热量超过机体基础代谢、生长发育及生产劳动能量消耗的需要,多余的营养物质以脂肪形式储存起来,体内脂肪增多,导致肥胖病的发生。

3. 劳逸失常

久坐久卧,缺少运动也是发生肥胖的重要原因。一方面,运动减少,机体消耗能量减少,供给超过需求;另一方面,《素问·宣明正气论》曰:"久卧伤气。"伤气则气虚,气虚鼓动无力,津液与阴血在体内之运行、输布失常,痰湿停滞,而致肥胖。

4. 七情所伤

五脏皆能藏神,情志过极必然影响脏腑功能,忧伤肺,怒伤肝,思伤脾,喜伤心,恐伤肾。七情所伤,脏腑气机失调,水谷运化失司,水湿内停,痰湿聚集,肥胖形成。其中,肝为刚脏,主疏泄,最易受到情志因素的影响,如沈金鳌说:"肝和则气生,发育万物,为诸腑生化。"整个脏腑的气化功能则藉肝胆生发之气的鼓舞,肝胆疏泄不及或太过,首先上侮肺金,中犯脾胃,下竭肾阴,而致脂质沉积,痰浊水湿互聚内停,走于腠理、皮毛、半表半里、筋膜、四肢、肠膜而致肥胖发生。

5. 年老体弱

肥胖的发生与年龄有关,40岁以后明显增高。这是由于中年以后,人体的生理功能由盛转衰,脾的运化功能减退,又过食肥甘,运化不及,聚湿生痰,痰湿壅结,或肾阳虚衰,不能化气行水,酿生水湿痰浊,故而肥胖。

6. 药物、医过

现代临床中常用的药物如:糖皮质激素、雌激素、避孕药、胰岛素,以及用于治疗分裂症的氯丙嗪等,都可以导致肥胖。临床上也有治疗其他疾病而引起的肥胖。比如某些颅脑手术影响到了下丘脑,可以引起肥胖。

7. 脏腑功能失调

肥胖的病位在脾与肌肉,但与肾气虚衰关系密切,亦与肝胆及心肺功能失调相关。

脾主运化,为后天之本,气血生化之源。若脾失健运,则胃虽能纳谷,但纳入饮食水谷不能化为营养物质运送到周身,反而成为痰湿之源,纳食愈多,痰湿愈甚,脂积瘀阻,致使痰脂滞留周身皮肤之间,腹膜之中,脏腑之内,则肥胖诸症丛生。在早期,肥胖病的机制主要是脾胃运化功能亢进,嗜食肥甘厚味,这时期,脾胃功能如常,脾升胃降,全身机体运行正常。若胃纳过剩,超过脾脏的运化能力,痰湿从此而生,痰湿蕴积太久,则生湿热,进而中期表现为胃强脾弱。此期若不及时干预,日久脾胃两虚,气血生化乏源,后期全身机体虚弱,百病由生。诚如李东垣的《脾胃论》中所述:"脾中元气盛,则能食而不伤,过时而不饥。脾胃俱实则能而肥,脾胃俱虚则不能而瘦,或少食而肥,虽肥则四肢不举,盖脾实而邪气盛。"

肾为先天之本,肾内寄元阴元阳,随着年龄的增长,肾阳逐渐衰弱,无以温煦机体,人体的各项生理功能减退,则全身的新陈代谢降低。肾虚则命门火衰,不能为脾阳蒸化水谷,运化失职,水液代谢失常致痰湿膏脂瘀结于肢体肌肤,发为肥胖;肾主水,主持和调节水液的代谢,肾主水的功能,贯穿于水液代谢的始终。如肾有病变,主水的功能失常,水液代谢障碍,即致水湿形成。如《素问·逆调论》所说:"肾者水脏,主津液。"或脾病及肾,脾肾阳虚,水湿运化无权,加重体内湿浊,瘀脂泛溢肌肤而发肥胖。

肝主疏泄,调畅气机,又肝为刚脏,喜条达而恶抑郁,容易受情志的影响而失其条达之性,导致肝气郁结。肝木横逆犯脾,运化失司,加之气机运行不畅,津液运行受阻甚至停滞,化为痰瘀膏脂,停聚于肌肤腠理,则形成肥胖。

肥胖日久,水液上泛,侵及心肺,表现为呼吸表浅、动辄气喘、胸闷、咳嗽、心悸气短;少气懒言,神疲自汗等心肺气虚之象,影响心肺推动血液及宣发水液功能,进一步加重肥胖,造成恶性循环。

我们研究认为,肥胖发生与年龄和成长阶段有着密切的关系,而这个关系的核心是脾胃功能。幼儿时期到青春发育时期,肥胖多为胃热湿阻型等阳证,此时期脾胃功能亢进,代偿功能充分,机体即使肥胖也并不表现出明显的并发症,即使发生,也较容易治愈;而在此后随着脾胃功能的减弱,容易演化为脾虚湿盛型等阴证,此时期多伴发各类型的并发症,治愈难度加大。

二、肥胖病发病机制

肥胖病病机总属阳气虚衰、痰湿偏盛。脾气虚弱则运化转输无力,水谷精微失于输布,化为膏脂和水湿,留滞体内而成肥胖;肾阳虚衰,则血液鼓动无力,水液失于蒸腾气化,致血行迟缓,水湿内停,而成肥胖。

病位主要在脾与肌肉,与肾虚关系密切,亦与心肺的功能失调及肝失疏泄有关。

本病多属本虚标实之候。本虚多为脾肾气虚,或兼心肺气虚;标实为痰湿膏脂内停,或兼水湿、血瘀、气滞等,临床上常有偏于本虚及标实之不同。前人有"肥人多痰""肥人多湿""肥人多气虚"之说,即是针对不同病机而言。

本病病变过程中常发生病机转化,一是虚实转化,如食欲亢进,过食肥甘,湿浊积聚体内,化为膏脂,湿浊化热,胃热滞脾,形成肥胖,但长期饮食不节,可损伤脾胃,致脾虚不运,甚至脾病及肾,导致脾肾两虚,从而由实证转为虚证;而脾虚日久,运化失常,湿浊内生,或土壅木郁,肝失疏泄,气滞血瘀,或脾病及肾,肾阳虚衰,不能化气行水,可致水湿内停,泛滥肌肤,阻滞于经络,使肥胖加重,从而由虚证转为实证或虚实夹杂之证。二是各种病理产物之间也可相互转化,主要表现为痰湿内停日久,阻滞气血运行,可致气滞或血瘀。而气滞、痰湿、血瘀日久,常可化热,而成郁热、痰湿、湿热、瘀热。三是肥胖日久,常变生他病。《内经》中已经认识到肥胖与消瘅等病症有关,极度肥胖者,常易合并消渴、头痛、眩晕、胸痹、中风、胆胀、痹证等。

另外,肥胖病病位有在脾、在肾、在心肺的不同,临证时需加详辨。肥胖病变与脾关系密切,临床症见身体重着,神疲乏力,腹大胀满,头沉胸闷,或恶心,痰多者,病变主要在脾。病久累及于肾,症见腰膝酸软疼痛,动则气喘,嗜睡,形寒肢冷,下肢浮肿,夜尿频多。病在心肺者,则见心悸气短,少气懒言,神疲自汗等。

第二节 中医防治肥胖病的方法

中医治疗肥胖病方法多样,本节主要介绍以下治疗方法,包括中药疗法(单方复方和中成药及有效方剂)、针灸疗法、耳穴疗法、穴位埋线等。这些中医治疗方法虽然灵活多样,但均是以遵从中医理论为前提的疗法,根本在于辨证施治。

一、肥胖病辨证施治

(一)肥胖病的分型

肥胖病多属本虚标实之证,肥胖病早期以实证为主,晚期则常以虚证为主。本虚以气虚为主,也可有阳虚或阴虚。病位以脾为主,其次为肝、肺、肾,亦可影响到心、胆等其他脏腑。但总以脾肾气虚为多见。标实以膏脂、痰浊为主,常兼有水湿,亦可兼有气滞、血瘀等。标本虚实之间,可有侧重,临床表现多种多样,病因病机比较复杂。因此,临床上对肥胖病的辨证分型很不一致。现在有一种倾向,提到中医减肥,就一定用泻剂,而忽略了造成肥胖的病因各不相同,患者的体质禀赋也有差异,肥胖又多系虚证,结果不仅未能减肥,反而产生他种疾病。因此,在中医减肥治疗中,一定要树立整体观念,严格掌握辨证论治的原则。

辨证论治是中医治疗学的核心,治疗肥胖病同样要强调辨证论治,它具有针对性强、兼顾并发症、毒副作用小、组方灵活、起效快、效果好等优点。关于肥胖病的辨证分型,目前各家看法不一。根据周仲瑛教授主编的"十五"国家规划教材《中医内科学》,将肥胖病分为胃热滞脾证、痰湿内盛证、脾虚不运证、脾肾阳虚证等四个证型。

1. 胃热滞脾证

本证患者多表现为形体肥胖,多食易饥,脘腹胀满,胃脘灼热,嘈杂疼痛,得食则减,头晕心烦,口干苦。舌红、苔黄腻,脉弦滑。

治法:清胃泻火,佐以消导。

代表方:小承气汤合保和丸加减。共奏通腑泄热,消食导滞,行气散结之功效。

方剂组成:小承气汤(大黄、厚朴、枳实);保和丸(山楂、神曲、半夏、茯苓、陈皮、连翘、莱菔子)。

加减运用:若患者出现胸胁苦满,烦躁易怒,腹胀,口苦舌燥,脉弦等肝胃郁热之症,可以加用柴胡、黄芩、栀子;若食积化热,湿热内阻,致脘腹胀满,便秘或泄泻,小便短赤,苔黄腻,脉沉有力者,可以用枳实导滞丸(大黄、枳实、神曲、茯苓、黄芩、黄连、白术、泽泻)。

2. 痰湿内盛证

本证患者多表现为形体肥胖,身体重着,胸膈满闷,痰涎壅盛,肢体困倦,头晕目眩,口干不欲饮,嗜睡,嗜肥甘厚味。苔白腻或白滑,脉滑。

治法:燥湿化痰,理气消痞。

代表方:导痰汤加减。

方剂组成:半夏、天南星、枳实、橘红、赤茯苓、生姜。

加减运用:若患者湿邪偏重可加用苍术、薏苡仁、车前子、防己等;若痰湿化热,出现心烦少寐,食少便秘,舌红、苔黄,脉滑数者,可加用竹茹、浙贝母、黄芩、黄连等;如出现舌黯或有瘀斑者,可加用当归、赤芍、桃仁、红花、丹参等活血化瘀药。

3. 脾虚不运证

本证患者多表现为形体肥胖,身体困重,神疲乏力,胸闷脘胀,四肢轻度水肿,晨轻暮重,小便不利,便溏或便秘。舌淡胖、边有齿痕,苔薄白或白腻,脉濡细。

治法:健脾益气,利水渗湿。

代表方:参苓白术散合防己黄芪汤加减。

方剂组成:参苓白术散(莲子肉、薏苡仁、砂仁、桔梗、白扁豆、茯苓、人参、白术、山药、甘草);防己黄芪汤(防己、黄芪、白术、甘草、生姜、大枣)。

加减运用:若患者脾虚水停,肢体明显肿胀者,可加用大腹皮、桑白皮、木瓜等;腹胀便溏者可加用厚朴、陈皮、木香理气消胀;腹中冷者加用肉桂、干姜以温中散寒。

4. 脾肾阳虚证

本证患者多表现为形体肥胖,神疲嗜卧,自汗气喘,气短乏力,颜面水肿,肢冷畏寒,夜尿频多。舌淡胖、苔薄白,脉沉细。

治法:温补脾肾,利水化饮。

代表方:真武汤合苓桂术甘汤加减。

方剂组成:真武汤(茯苓、芍药、白术、附子、生姜);苓桂术甘汤(茯苓、桂枝、白术、甘草)。

加减运用:气虚明显,气短自汗者,加用黄芪、党参;水湿内停,尿少水肿者,加用茯苓、猪苓、泽泻、大腹皮等;肢冷畏寒者,加用仙茅、仙灵脾、补骨脂、益智仁等,并加大附子、肉桂用量。

以上4型,在一般肥胖者中是较普遍的表现,但在实际诊疗中,表现可多种多样,不同的年龄、性别,以及身体状况可有不同的表现,治疗应因人而异。

(二)治疗方法

肥胖病者除了体形肥胖,腹部膨隆,肌肉松软,皮下脂肪臃垂,活动气短,容易疲劳等共同表现外,还可因性别、年龄、职业等不同而有错综复杂的临床表现,故中医治疗方法也较多。根据本病虚实错杂的病机,历代医家多从脾论治,以运脾祛湿除痰、化瘀消积导滞为治疗肥胖的根本大法。常见的方法有:

1. 健脾利水法

健脾法是肥胖治疗的重要法则。若以神倦乏力,少气懒言,或大便溏薄,胃口不好为主要表现者,用异功散(党参、白术、茯苓、甘草、陈皮)加减;以神倦乏力,胃口欠佳,胸部憋塞为主要表现者,以二术四苓汤(苍术、白术、猪苓、茯苓、泽泻)、泽泻汤(泽泻、白术)或防己黄芪汤(防己、黄芪、白术、甘草、生姜、大枣)加减;以面浮跗肿,尿少水肿,腹胀便溏为主要表现者,以五皮饮(大腹皮、桑白皮、茯苓皮、生姜皮、陈皮)和导水茯苓汤(赤苓、麦冬、泽泻、白术、桑白皮、紫苏、槟榔、木瓜、大腹皮、陈皮、砂仁、木香、灯草)加减。

2. 化湿祛痰法

按照肥人多痰的理论,化痰湿是肥胖病的一个主要的治疗原则,贯穿在治疗过程的始终。主要用于常有痰浊阻遏,胸阳不展,胸满痞塞,头重若裹者。代表方为二陈汤(半夏、橘红、茯苓、甘草)和温胆汤(半夏、竹茹、枳实、橘皮、茯苓、生姜、甘草)。

3. 通腑消导法

肥胖病患者平素嗜好烟、酒,大便干燥,或习惯性便秘,瘀浊积蓄,腑气不畅而伴有腹胀、胸闷、憋气者,可用调胃承气汤(大黄、芒硝、甘草)和防风通圣丸(散)。或单味大黄长期服用,以通腑化浊,调和五脏。亦有报道,用牵牛子"通瘀消胀,久服令人体轻瘦"。若食后胀满,舌苔腻者,或食少而肥者,常佐以消食导滞,促进代谢,方用保和丸(山楂、神曲、麦芽、半夏、茯苓、陈皮、连翘、莱菔子)加减治疗。

4. 疏肝理气法

此法主要用于肝郁气滞型,肥胖病患者症见口苦烦闷,妇女月经不调,经闭或经前乳房胀等。可用疏肝利胆法,代表方剂为大柴胡汤(柴胡、黄芩、大黄、枳实、芍药、半夏、生姜、大枣)和逍遥丸(散)(柴胡、当归、芍药、白术、茯苓、薄荷、生姜、甘草)。

5. 调理阴阳法

若病久怕冷,腰酸,四肢沉重,嗜睡,湿盛,为脾肾阳虚型者,宜温阳利水,常用济生肾气丸即加味肾气丸(附子、肉桂、熟地黄、山药、山茱萸、牡丹皮、泽泻、茯苓、川牛膝、车前子)及苓桂术甘汤(茯苓、桂枝、白术、甘草);若由于阴液不足,阴虚内热,临床表现为头昏,头胀,头痛,腰痛酸软,面部升火,五心烦热,口干,舌尖红,苔薄白,脉细数或微弦者,可用知柏地黄丸(知母、黄柏、山药、山茱萸、熟地黄、牡丹皮、茯苓、泽泻)或大补阴丸(黄柏、知母、熟地黄、龟板、猪脊髓)加减治疗。

二、外用药物减肥法

外用药减肥就是将外用药物以特定的手法涂布于肥胖病患者的皮肤表面,通过使用药物将局部组织内的脂肪含量减少,从而达到减肥的目的。目前市场上各种外用减肥药物可按其溶剂的类型分为霜剂型、水剂型(酊剂型)及油剂型。霜剂型药物采用水包油性质的基质作为溶剂,吸收性好且不污染皮肤;水剂型或酊剂型则具有应用方便的优点;油剂型药物溶解性及渗透性强,能有效地帮助皮肤吸收活性有机分子。

现代医学工作者在总结祖国医学宝贵经验的基础上,应用现代科学的制药方法,从多种中草药中抽提有效的活性成分,经实验证明,这种有效活性成分能直接促进人体脂肪细胞的缩小或消失。皮肤的细胞生物学研究揭示,人体的皮肤不是绝对严密而无通透性的组织,正常皮肤可以吸收某些物质。

人体皮肤的吸收有两种途径:一是表皮途径。此途径主要通过细胞本身的渗透;部分亦通过细胞表皮的间隙而进入真皮。第二种是经皮肤附属器途径。皮肤附属器有皮脂腺和毛囊之分,现已证实,重金属、磺胺、色素、维生素A、皮脂类固醇激素等可经此途径被吸收,在接触物质的早期和稳态扩散建立以前,以及透过性不良的物质吸收时,此途径具有重要意义。分子质量不超过3 000单位(道尔顿)的物质一般均能被人体皮肤吸收,而从中草药中提取的活性有效成分,一般是能被皮肤吸收的。外用减肥药正是利用了人体自身消耗脂肪的这一正常途径,主要通过促进和加速脂肪动员而达到减肥目的。初步的研究表明,从多种中草药中提取的有效活性成分,能明显提高脂肪组织中甘油脂肪酶及甘油磷酸氧化酶的活性。换句话说,这些有效活性成分经皮吸收后,进入到皮下脂肪组织细胞内,从而活化了其脂肪分解过程,使脂肪细胞内脂肪的消耗大于脂肪的储存,脂肪细胞的体积逐渐缩小,有形的脂肪组织被转化为无形的能量逐渐"消耗",从而达到减肥消胖的目的。由此可见,外用药减肥是有其科学依据的,是经研究证明行之有效的一种减肥方法,是广大医务工作者在吸收前人宝贵经验的基础上总结出来的一种医疗手段。

由于外用减肥药中的有效活性成分必须渗透到脂肪组织中才能发挥作用,因此如何正确使用外用减肥药直接影响到药物的治疗效果。有些外用减肥药中含有促进有效活性成分渗透入皮肤组织中的药物,其减肥效果就显著一些。但无论有无促进渗透的药物,正确的使用方法都是使药物发挥最佳疗效的关键因素之一,因此患者在用药过程中应注意以下两点:一是正确的按摩手法及足够的按摩时间。影响皮肤吸收的因素除了前面提到的皮肤水合程度、透入物的理化性质及水-脂质分配系数以外,还与皮肤的部位及其完整状况有关。但是在这些因素基本相似的情况下,皮肤的温度及皮肤的血液循环状况就决定了外用药物的吸收多少及快慢。动物实验表明,当豚鼠的腹部皮肤温度从20℃升至38℃时,其对药物的吸收能力增加了5倍之多,而在严寒气温下(0℃以下)经皮吸收就大大减少。二是规律化治疗。为了保证治疗效果,治疗一定要规律化。因为外用药减肥是利用了人体脂肪储存与分解这一动态平衡过程中,加速脂肪分解这一步骤而达到治疗效果的。必须连续不断有规律地治疗,才能使这一过程越来越有利于脂肪分解大于脂肪储存,从而达到减少脂肪组织的目的。一般用药7~14天为1个疗程,每天最好用药2次,并且应在固定的时间给药。由于人体的新陈代谢是昼夜不息的,随时有新合成的脂肪补充到脂肪组织内,因此,"三天打渔,两天晒网",治疗无规律性,是难以取得满意治疗效果的。

三、针灸减肥

(一)针灸减肥的作用机制

1. 针刺对中枢神经的影响

赵玫等通过观察针刺对SD大鼠食源性肥胖模型的摄食量、肥胖指标和各部脂肪量的作用,并通过脑立体定位和神经细胞微电极记录技术,观察实验大鼠下丘脑腹内侧核(VMH)电活动的变化。结果发现对照组的摄食量、肥胖指标及脂肪量显著高于正常组,针刺组摄食量、肥胖指标及脂肪量显著降低;对照组VMH自发放电频率显著低于正常组,针刺组VMH自发放电频率显著高于对照组。其认为饱食中枢的激活可能是针刺产生减肥效应的途径之一,且作用的时间效应远期为佳。

刘志诚等采用中枢神经核团推挽灌流和生化试验技术,研究针刺对肥胖大鼠中缝核群组织单胺类递质水平的影响,结果肥胖组中枢核群Trp、52HT/52HIAA、TYr水平显著低于正常组,而NA、DA含量却显著高于正常组。中缝背核52HT含量与肥胖度呈负相关。针刺组与肥胖组相比,中缝核群中52HT含量明显回升,DA含量明显回降,说明肥胖大鼠中缝核群功能失调,可能是肥胖的重要发病环节,针刺对中缝核群功能的良性调整作用,可能是针刺实现减肥效应的一个重要因素。

2. 针刺对糖代谢及其调节激素的影响

胰岛素(Ins)具有抑制脂肪分解和促进葡萄糖转变为脂肪的作用。研究表明,有的肥胖病患者常合并血糖升高,肥胖者血中胰岛素水平为正常人的 10 倍,这是由于肥胖者对胰岛素产生了耐受现象。针灸治疗可以降低肥胖病患者血中胰岛素水平,调整患者糖代谢的异常状况。

刘志诚等通过研究表明:针刺前患者空腹血糖(BS)含量显著高于正常值,肾上腺素(Ad)和皮质醇(CS)含量则明显低于正常;针灸后患者空腹 BS 含量明显下降而 Ad 和 CS 含量明显上升,且其下降和上升水平的程度与疗效有关。提示针灸可以改善患者的糖代谢异常,调整糖调激素。

杨长森等的临床观察显示:针刺后患者血 Ins、BS 含量明显下降,LDH 活动明显提高,同样表明针灸可改善患者的糖代谢异常。

3. 针刺对脂质代谢及其调节激素的影响

王少锦观察单纯性肥胖病患者肥胖指标、空腹血糖(BS)、三酰甘油(TG)、总胆固醇(TC)、血中皮质醇(BCS)、唾液皮质醇(SCS)和血中肾上腺素(AD)含量的变化。结果表明,在针灸减肥获效的同时,DCS、SCS、AD 含量明显回升,而 BS、TG、TC 含量明显回降,其回升和回降与疗效有关,说明针灸可增加患者下丘脑－垂体－肾上腺皮质和交感－肾上腺髓质两个系统的功能,促进体内脂肪动员与分解,氧化产热,消耗多余体脂,最终获得减肥效果。

康锁彬对实验肥胖大鼠进行研究,结果针刺组大鼠 Lee's 指数、血清瘦素水平明显低于模型组($P<0.01$),下丘脑中瘦素含量明显高于模型组($P<0.01$),血清胆固醇和三酰甘油、血清 LDL－C 含量明显降低($P<0.05$),血清 HDL－C 含量明显升高($P<0.105$),脂蛋白脂酶活性明显升高($P<0.01$)。认为针刺对实验性肥胖大鼠有明显减肥作用。

4. 针刺对自主神经功能的影响

刘志诚等观察肥胖大鼠大脑皮质单胺类神经递质胆囊收缩素(CCK)和血管活性肠肽(VIP)含量的影响。CCK 能神经元在中枢神经系统分布广泛,是一种重要的脑肠肽,参与胃肠道和胆道的运动调节。VIP 能神经元的生理功能广泛,参与多系统的功能调节。研究提示,CCK 和 VIP 水平异常低下,可能是产生肥胖的重要因素,针刺提高肥胖机体大脑皮质 CCK 和 VIP 水平可能是针刺减肥神经及神经体液作用机制之一。

孙志等观察针刺对肥胖大鼠食欲调节因子神经肽 Y（NPY）和瘦素（LP）的影响。NPY 和 LP 是重要的食欲调节因子，二者作用相反相成，在肥胖病的发病中有重要作用。用放免法检测外周血和下丘脑 NPY、LP 的含量，结果肥胖大鼠体质量、李氏指数和血清 NPY、LP 明显高于正常大鼠，而下丘脑 LP 含量明显低于正常大鼠。针刺治疗后，针刺组大鼠体质量、李氏指数和血清 NPY、LP 含量显著下降，下丘脑 LP 含量明显回升。说明针刺对神经肽 Y 和 LP 的良性调节作用是针刺减肥的神经内分泌机制之一。

5. 针刺对内分泌的影响

刘志诚等在 728 例单纯性肥胖胃肠实热型患者的观察治疗中发现，患者血中肾上腺素（AD）、去甲肾上腺素（NA）、促肾上腺皮质激素（ACTH）、唾液皮质醇（SCS）、甲状腺素（T4）、CAMP、基础代谢率（BMR）在针刺前均低于正常水平，表明患者除某些代谢异常外，还存在神经内分泌调节功能方面的改变。针刺后患者 NA、AD、ACTH、SCS、T4、CAMP、BMR 回升，表明针刺可增强患者偏低的下丘脑 - 垂体 - 肾上腺皮质系统的功能，从而增加能量消耗，促进脂肪的动员与分解。

6. 针刺对消化功能的影响

李嘉等观察到肥胖病患者针刺前增高的相关耳穴信息电参数针刺以后有所下降，其变化与疗效有关。其中变化最明显的是与脾胃消化系统相关的耳穴，说明了肥胖与脾胃关系最密切，刺激相关耳穴可调节患者脾胃消化系统功能，进而达到减肥的作用。其中的饥点、胃、脾、口、食管、贲门等耳穴具有显著性，应当作为首选。

刘志诚等观察了 44 例单纯性肥胖病患者针灸前后血浆5 - 羟色胺（5 - HT）和组胺含量的变化，结果表明可以降低患者过高的5 - HT 和组胺水平，从而抑制患者亢进的消化功能。

7. 针刺对肾功能的影响

马小平按中医辨证对 31 例脾肾阳虚型患者分别测定针灸前后的肥胖度及肾功能和血清钾钠浓度，结果表明脾肾阳虚型肥胖病患者有不同程度的肾功能损害，针灸不仅能减肥退肿，而且还对肾功能和水盐代谢具有良性调整作用。

8. 针刺对能量代谢的作用

许多研究表明：肥胖者基础代谢率（BMR）低于正常水平。针灸治疗能够调整内分泌功能,使患者 BMR 明显升高,说明针灸有调整能量代谢的作用。

总之,针灸减肥的机制如同探讨针灸的玄妙一样,还有许多未发现的奥秘和机制。一般认为针灸减肥是以调整脾胃功能和神经内分泌为原则,针灸对患者体内的调整作用,是通过多种活性物质、多种代谢途径的综合作用,致使神经、内分泌和物质代谢趋于正常,从而达到减肥效果。临床应用证明针灸是一种有效的减肥手段。

(二)体针减肥法

体针减肥法就是应用针灸理论,选用相应穴位(耳穴除外)进行针刺治疗肥胖病的方法。

1. 辨病组穴

肥胖者常有进食过量,一者为"胃强脾弱",胃主受纳,腐熟水谷,胃强则进食过量;另一种情况为"脾胃虚弱",胃气虚亦不能腐熟,使水谷直接下传于小肠而多饮多食,如李东垣在《脾胃论·脾胃虚实传变论》中说"若胃气之本弱,饮食自倍,则脾胃之气既伤,而元气亦不能充,而诸病之所由生也",二者之根本在脾虚,脾虚不能为其化生精微,使多饮之水谷化为脂肪留于体内而生肥胖病,故肥胖病的根本在于脾虚。临床取穴当以三阴交、阴陵泉、足三里、丰隆为主。

2. 辨证取穴

胃肠实热证取足三里、三阴交、上巨虚、天枢、关元、脾俞、曲池、公孙、丰隆、中脘、支沟、内庭、合谷、内关、大肠俞、小肠俞、胃俞、厉兑、至阳、下巨虚、小海、二间、列缺、下关、腕骨。

脾虚湿阻证取足三里、三阴交、上巨虚、天枢、脾俞、曲池、公孙、丰隆、中脘、气海、肝俞、内庭、太白、膈俞、肺俞、腹结、髀关、阴陵泉、水分、足临泣、百会、太阳、水道。

肝郁气滞证取足三里、三阴交、上巨虚、天枢、曲池、公孙、丰隆、支沟、肝俞、合谷、太冲、侠溪、行间、血海、期门、蠡沟、曲泉、膻中。

心脾两虚证取足三里、三阴交、关元、脾俞、气海、内关、心俞、神门、隐白。

脾肾阳虚证取足三里、三阴交、关元、上巨虚、天枢、脾俞、气海、太溪、肾俞、太白、命门。

肝肾阴虚证取足三里、三阴交、关元、中脘、支沟、肝俞、太溪、肾俞、太冲、复溜、照海。

针灸治疗肥胖病穴位选择应根据不同情况随证加减。如食欲亢进者体穴加足三里、内庭;心悸气短者体穴加神门、内关;尿少者体穴加水分、阴陵泉;月经不调者体穴加地机、血海;自幼肥胖者体穴加肾俞、三阴交;产后肥胖者体穴加曲泉、石门;伴高血压者体穴加风池、合谷、太冲。伴高脂血症者体穴加足三里、太白、阳陵泉;伴冠心病者体穴加内关、膻中、心俞、厥阴俞。

（三）体针减肥的特点

1. 操作简便

针灸治病无须特殊的医疗设备和繁杂的操作过程,随时随地即可给患者治疗。

2. 安全有效

针灸治疗肥胖病,无毒副作用和过敏反应。只要操作正确,一般不会发生事故。治疗效果好,临床应用针灸治疗肥胖病大多能获得较好的疗效。

3. 起效快

针灸治疗肥胖病,大多 1 个月就能显现疗效。针灸治疗 1 个疗程一般为1～2个月,1～2 个疗程就能达到减肥的目的。

4. 适应证广

针灸减肥法适应于各种类型的肥胖病。临床上根据不同肥胖病患者的发病原因,辨证论治选择相应的穴位,进行治疗,只要辨证明确就能起到很好的减肥效果。

5. 成本低

针灸治疗肥胖病,成本低,收费低,能减轻肥胖病患者的经济负担。

（四）体针减肥的注意事项

1. 辨证明确,避免误诊

辨证论治是中医诊治疾病的基本原则,只有明确地辨证,才有准确立法施治的可能。若辨证不明,盲目乱治,不仅很难收到预期疗效,而且医疗事故的发生也是难免的。如针治急性单纯性阑尾炎,效果显著,但对急性化脓性阑尾炎则效果不佳。此种情况若辨证不明,诊断不清,一味针治,就有可能延误病机,后果是不堪设想的。

2. 针具处理,及时检修

针前针后都要检查针身,及时除掉针身的血斑或锈痕;若发现针身锈蚀及针根弯曲的针都应丢掉不用;针身或针尖弯曲的部分,修整好后,再存放消毒。

3. 严格消毒

针身禁用来苏儿消毒;用新洁尔灭或酒精消毒时,不宜浸泡时间太长,一般 15~30 分钟即可。

4. 注意体位选择

断针、弯针和滞针的发生,多与患者体位变动有关。因此,针治时患者体位务必舒适得当,留针时间长的患者更应如此。

5. 注意患者的体质状况和功能状态

针治适应证的标准、针刺的深浅、手法的轻重和选穴的多少等,都应根据患者的体质状况和机体的功能状态确定。

6. 个别患者不宜针刺

有出血倾向的患者,如血友病患者不宜针刺治疗。

7. 孕妇禁忌

一般孕妇在妊娠 40 天至 3 个月内不宜用针刺法减肥。

此外,针刺疗法要运用较强的刺激手法和刺激强度,坚持较长的治疗时间。同时应指导患者严格控制膳食摄入量,尤其要控制高脂、高糖的摄入,加强运动,才能保证较高且持久的疗效。

(五)异常情况的预防和处理

体针治疗肥胖是一种安全、有效的疗法,但也可能偶尔出现某种异常情况,如晕针、滞针、弯针等,必须立即进行有效处理。

四、穴位埋线减肥法

穴位埋线是将羊肠线埋入穴位,利用羊肠线对穴位的持续刺激作用治疗疾病的方法。穴位埋线减肥最大的优点是使用一次性针具,避免交叉感染,无须麻醉和切口,简便易行,无任何副作用,羊肠线 24 小时不间断地刺激穴位,对穴位产生持续有效的刺激,作用持久,不易反弹,弥补了针灸减肥时间短,次数多,疗效不持久的缺点。

(一)器材和穴位选择

皮肤消毒用品、洞巾、注射器、镊子、埋线针或经改制的 12 号腰椎穿刺针(将针芯前端磨平)、持针器、0~1 号铬制羊肠线,0.5%~1% 盐酸普鲁卡因、剪刀、消毒纱布及敷料等。埋线针是坚韧特制的金属钩针,长 12～15 厘米,针尖呈三角形,底部有一缺口。如用切开法需备尖头手术刀片、手术刀柄、三角缝针等。埋线多选肌肉比较丰满的部位的穴位,以背腰部及腹部穴最常用。

选穴原则与针刺疗法相同。但取穴要精简,常选用中脘、上脘、天枢、气海、脾俞、胃俞等穴。每次埋线 1～3 穴,可间隔 2～4 周治疗 1 次。

(二)操作方法

1. 穿刺针埋线法

常规消毒局部皮肤,镊取一段 1～2 厘米长已消毒的羊肠线,放置在腰椎穿刺针针管的前端,后接针芯,左手拇、食指绷紧或捏起进针部位皮肤,右手持针,刺入到所需的深度;当出现针感后,边推针芯,边退针管,将羊肠线埋植在穴位的皮下组织或肌层内,针孔处覆盖消毒纱布。也可用 9 号注射针针头作为套管,28 号 2 寸长的毫针剪去针尖作为针芯,将 00 号羊肠线 1～1.5 厘米放入针头内埋入穴位,操作方法如上。

用特制的埋线针埋线时,局部皮肤消毒后,以 0.5%～1% 盐酸普鲁卡因做浸润麻醉,剪取羊肠线一段(一般约 1 厘米长),套在埋线针尖缺口上,两端用血管钳夹住。右手持针,左手持钳,针尖缺口向下以 15～40 度方向刺入,当针头缺口进入皮内后,左手即将血管钳松开,右手持续进针直至肠线头完全埋入皮下,再进针 0.5 厘米,随后把针退出,用棉球或纱布压迫针孔片刻,再用纱布敷盖保护创口。

2. 三角针埋线法

在距离穴位两侧 1～2 厘米处,用甲紫做进出针点的标记。皮肤消毒后,在标记处用 0.5%～1% 的盐酸普鲁卡因做皮内麻醉,用持针器夹住带羊肠线的皮肤缝合针,从一侧局麻点刺入,穿过穴位下方的皮下组织或肌层,从对侧局麻点穿出,捏起两针孔之间的皮紧贴皮肤剪断两端线头,放松皮肤,轻轻揉按局部,使肠线完全埋入皮下组织内。敷盖纱布 3～5 天。每次可用 1～3 个穴位,一般 20～30 天埋线 1 次。

3. 切开埋线法

在选定的穴位上用 0.5% 盐酸普鲁卡因做浸润麻醉,用刀尖刺开皮肤(0.5～1.0 厘米),先将血管钳探到穴位深处,经过浅筋膜达肌层探找敏感点按摩数秒,休息 1～2 分钟。然后用 0.5～1.0 厘米长的羊肠线 4～5 根埋于肌层内。羊肠线不能埋在脂肪层或过浅,以防止不易吸收或感染。切口处用丝线缝合,盖上消毒纱布,5～7天后拆去丝线。

(三)注意事项

(1)严格无菌操作,防止感染。三角针埋线时操作要轻、准,防止断针。

(2)埋线最好埋在皮下组织与肌肉之间,肌肉丰满的地方可埋入肌层,羊肠线不可暴露在皮肤外面。

(3)根据不同部位,掌握埋线的深度,不要伤及内脏、大血管和神经干(不要直接结扎神经和血管),以免造成功能障碍和疼痛。

(4)皮肤局部有感染或有溃疡时不宜埋线。肺结核活动期、骨结核、严重心脏病或妊娠期等均不宜使用本法。

(5)羊肠线用剩后,可浸泡在70%酒精中,或用新洁尔灭处理,临用时再用生理盐水浸泡。

(6)在一个穴位上做多次治疗时应偏离前次治疗的部位。

(7)注意术后反应,有异常现象应及时处理。

五、耳穴减肥法

耳针,是指使用短毫针针刺或其他方法刺激耳穴,以诊治疾病的一种方法。古代医著中就有"耳脉"、耳与脏腑经络的生理病理关系,以及借耳诊治疾病的理论和方法等记载。耳与脏腑的生理、病理有着密切的联系。与生理相关的如《素问·金匮真言论》说:"南方赤色,入通于心,开窍于耳,藏精于心",《灵枢·五阅五使》说"耳者,肾之官也",《灵枢·脉度》说"肾气通于耳,肾和则耳能闻五音矣",《千金方》说:"心气通于舌,非窍也,其通于窍者,寄见于耳,荣华于耳"等。与病理相关的如《素问·脏器法时论》说"肝病者……虚则无所视,耳无所闻",《素问·玉机真脏论》说:"脾为孤脏……其不及则令人九窍不通。"《证治准绳》说:"肺气虚则少气……是以耳聋。"而察耳的形态、色泽等改变,可"视其外应,以知其内脏"的病变,如《灵枢·本脏》说耳:"黑色小理者肾小……耳薄不坚者肾脆。"《证治准绳》说:"凡耳轮红润者生,或黄或黑或青而枯燥者死,薄而白、薄而黑者皆为肾败。"现代科学研究表明,耳与脏腑器官在生理上密切联系,不仅存在着相关性,而且具有相对特异性,这为耳针法诊治疾病提供了客观依据。实验表明,刺激耳部的淋巴管、血管、神经等组合在一起的神经道路,能达到改善器官功能的作用。临床上绝大多数患者在进食前或饥饿时按压耳穴可减轻饥饿感,抑制人体脾胃的消化功能。

（一）减肥常用耳穴的定位与功用

（1）丘脑：位于对耳屏内侧面，中线下端。此穴是自主神经、交感神经、副交感神经的高级中枢，对内脏活动及体内生理活动有一定调节作用；可调节体温、摄食、水电解质平衡、内分泌及情绪反应等。常用于治疗单纯性肥胖病、嗜睡症、水肿、内分泌功能紊乱。

（2）兴奋穴：位于对耳屏内侧面，中线下 1/3 处。此穴对大脑皮质有一定兴奋作用。用于治疗嗜睡症、夜尿症、肥胖病、内分泌功能紊乱、性功能低下等症。

（3）内分泌：位于耳甲腔底部近屏间切迹处。此穴可调节内分泌功能，用于治疗内分泌功能紊乱引起的疾病，如肥胖、甲状腺功能亢进症、糖尿病等。同时也能利水消肿，用于治疗内分泌功能紊乱引起的水肿。

（4）卵巢：位于屏间切迹外与对耳屏内侧缘之间。此穴可治疗月经不调、附件炎、不孕症、功能性子宫出血等。

（5）神门：在三角窝内，对耳轮上、下脚分叉处稍上方。具有镇静、消炎、止痛之效。用于治疗痛证、炎症、失眠及多梦等。

（6）内生殖器：位于三角窝前 1/3 中部凹陷处。用于治疗内分泌功能紊乱、痛经、遗精早泄等。

（7）脑点：位于对屏尖与轮屏切迹之间。用于治疗脑垂体功能紊乱、内分泌功能紊乱及妇科病。

（8）额：位于对耳屏外侧面的前下方。具有健脑清头目之效，用于治疗头昏、头部麻木、记忆力减退、嗜睡症等。额是健脑要穴。

（9）艇中：又称腹水点。位于耳甲艇中央。具有利湿消肿之功，可用于治疗水肿疾病。

（10）肺：心区上、下方。具有清热化痰、止咳平喘、祛风止痒及利水通便之功。用于治疗呼吸系疾病、皮肤病及水肿等。

（11）脾：位于耳甲腔的后上方。具有运化水谷、健脾补气、统血生肌之功。用于治疗腹胀、腹泻、便秘、白带过多、水肿等。

（12）肾：对耳轮上、下脚分叉处下方。具有壮阳益精、聪耳明目、通利水道、强壮健身等功效。可用于治疗腰痛、耳鸣、肾炎、肾盂肾炎、遗尿、水肿等。

（13）肝：位于耳甲艇的后下方。具有疏肝理气、活血化瘀、祛风明目之功。可用于治疗胁痛、眩晕、经前紧张症、月经不调、更年期综合征、高血压等。

（14）大肠：耳轮脚上方内 1/3 处。具有通利大肠、清热祛风、止咳通便之功。可用于治疗肠功能紊乱、腹泻、便秘、腹胀等。

（15）小肠：耳轮脚上方中 1/3 处。具有泌别清浊、助消化等作用。可用于治疗消化不良、胃肠功能紊乱等。

（16）胃：耳轮脚消失处周围。主治各种胃病及胃肠功能紊乱等。

（17）三焦：位于耳甲腔底部内分泌穴上方。用于治疗腹胀、便秘、水肿、肥胖等。

（18）皮质下（消化系统皮质下区）：位于对耳屏内侧面下 1/2 的中点。用于治疗消化系统疾病及调整胃肠功能。

（19）饥点：外鼻与肾上腺连线之中点。可控制饮食量、减少饥饿感。用于治疗肥胖病、甲状腺功能亢进症等。

（20）渴点：外鼻与屏尖连线中点，可控制饮水量。用于治疗糖尿病、尿崩症、神经性多饮等。

（21）腹：腰骶椎前侧耳腔缘。

（22）臀：对耳轮下脚后 1/3 处。

（二）耳穴减肥取穴原则

耳针法减肥临床常用的处方选穴原则主要是：按部处方选穴法，即根据患者患病部位，选取相应耳穴。

根据现代医学理论取穴法，如耳针刺激内分泌，可调整阴阳，增强气化功能，加快血液的运行，促进痰浊水湿的排出，达到去脂减肥的目的。刺激大肠、肺、贲门等穴又能通畅排便，促进代谢。针刺神门穴还可减弱胃肠蠕动，抑制过强的食欲，限制饮食的摄入。

（三）耳穴减肥操作方法

首先要定准耳穴。根据处方所列耳穴，在穴区内探寻阳性反应点，做好标记，为施治的刺激点；要严格消毒。耳郭组织结构特殊，使用耳针法时，必须实施两次消毒法，即除了针具与医者手指消毒外、耳穴皮肤应先用 2% 碘酊消毒，再用 75% 乙醇消毒并脱碘；正确选用刺激方法。耳穴的刺激方法较多，应根据患者、病情、穴位、时令等具体情况灵活选用。

1. 毫针法

毫针法即用毫针刺激耳穴以治疗疾病的方法。进针时，医生用左手拇、食两指固定耳郭,中指托着针刺部位的耳背,这样既可掌握针刺的深度,又可减轻针刺时的疼痛,用右手持针,在选定的反应点或耳穴处进针。进针的方法有捻入法和插入法两种。针刺的深度应视耳郭局部的厚薄、穴位的位置而定,一般刺入 2～3 分深即可达软骨,其深度以毫针能稳定而不摇摆为宜,但不可刺透耳郭背面皮肤。留针时间一般是 20～30 分钟。

2. 埋针法

埋针法指将皮内针埋于耳穴内,作为一种微弱而持久的刺激,达到治疗目的的方法。操作方法是严格消毒局部皮肤,医者左手固定耳郭,绷紧耳针处的皮肤,右手用镊子夹住消毒的皮内针柄,轻轻刺入所选耳穴内,一般刺入针体的 2/3,再用胶布固定。注意用环形揿钉状皮内针时,因针环不易拿取,可直接将针环贴在预先剪好的小块胶布上,再按揿在耳穴内。一般仅埋患侧单耳,每次埋针 3～5 穴,每日自行按压 3～5 次,留针 3～5 天。必要时也可埋两耳。若埋针处痛甚时,可适当调整针尖方向和深浅度,埋针处不要淋湿浸泡;夏季埋针时间不宜过长。埋针后耳郭局部跳痛不适,需及时检查埋针处有无感染;若有感染现象,起针后,针眼处红肿或有脓点,当立即采取相应措施。

3. 压籽法

压籽法指选用质硬而光滑的小粒药物种子或药丸等贴压耳穴以防治疾病的方法,又称压豆法、压丸法,是在耳毫针、埋针治病的基础上产生的一种简易方法。操作方法是先在耳郭局部消毒,将材料黏附在 0.5 厘米×0.5 厘米大小的胶布中央,然后贴敷于耳穴上,并给予适当按压,使耳郭有发热、胀痛感(得气)。一般每次贴压一侧耳穴,两耳轮流,3 天 1 换,也可两耳同时贴压。在耳穴贴压期间,应嘱患者每日自行按压数次,每次每穴 1～2 分钟。

(四)注意事项

(1)耳针减肥主要是治疗单纯性肥胖体质,对于继发性的肥胖者需配合原发病的治疗。孕妇在 40 天至 3 个月内不宜针刺,并禁用生殖器、内分泌、皮质下等穴,有习惯性流产者禁用耳针治疗。对年老体弱,又患有高血压、动脉硬化症的肥胖病患者,针刺前后应适当休息,以防发生意外。

(2)选穴要准确。耳穴分布多而密,选穴不准,既达不到减肥的目的,还会影响人体的其他功能。

(3)贴压耳穴应注意防水,以免脱落。夏天易出汗,贴压穴位不宜过长,以防胶布潮湿或皮肤感染。如对胶布过敏,可改用黏合纸代之。耳郭皮肤有炎症或冻伤处不宜采用。

（4）耳针减肥的疗效多产生在第 1~2 个疗程，对体重不减者，多治几个疗程，肯定有效。因此，对于一些顽固性肥胖病患者，必须怀有信心，积极配合治疗。

（5）耳穴治疗时也有可能产生晕针，出现头晕、恶心、呕吐等症状，应注意预防和及时处理。

（6）治疗同时还要控制高热量饮食，以高蛋白质、低碳水化合物、低脂肪为宜。

六、气功减肥

气功是祖国医学宝库的瑰宝，是我国民族形式的独特的自我身心锻炼方法，是医疗与体育相结合的健身方法。古代所谓导引、吐纳、行气、服气、调息、静坐、养生、坐禅或内功等均属气功练功的范畴。近年来的生物反馈疗法、默想疗法、呼吸自我训练、放松疗法、信息疗法、自控疗法等，都是在气功基础上发展而来的。气功是通过练功者发挥其主观能动作用，发挥人体潜力，通过调身（姿势）、调心（意念）、调息（呼吸）的功夫，锻炼人的精、气、神，调整身体的生理功能，达到身心健康的目的。它在锻炼方法上要求"动静结合"，强调在锻炼过程中，把人的神、形、气（精神、形体、气息）能动地结合起来。气功的整体性、主动性、外静内动、动静结合等特点都是气功"祛病延年"的作用机制。气功运用阴阳五行、经络脏腑理论阐述人的生老病死规律，把精、气、神作为人之三宝，把调和阴阳、益气养形作为养生健美之理论基础。

从现代研究的角度来看，气功锻炼能起到身心健美及减肥的作用。对大脑皮层和皮层下中枢、自主神经系统及心血管系统能起到良好的调节作用，对机体的生理功能起到调整作用，从而能纠正机体的异常反应，这是气功锻炼的整体作用；气功通过呼吸锻炼方法对腹腔器官有一定的按摩作用，通过特殊呼吸方法对局部腹肌有增强及减少脂肪作用。但气功之所以能减肥，不仅因其有局部减肥作用，而且主要应从气功的特点来考虑。

气功锻炼时要求入静，使人处于一种"松弛状态"，能使脑细胞的电活动得到调整、改善和提高，有利于调整大脑功能，提高自主神经的协调功能，有利于大脑控制、调整各脏器的功能，包括内分泌代谢的功能调整，这对减肥是一个很重要的方面。此外，气功锻炼尚有能疏通经络、调和气血作用。我们知道经络是运行全身气血、联络脏腑、沟通上下内外、调节体内各部分的通路,内与脏腑、外与肢节沟通,疏通经络有利于调节内脏功能,保持正常的代谢功能,从而达到强身健体、减轻体重、控制肥胖的目的。

第三节　中医中药减肥方法的评价

近些年来,研究肥胖已经成为一个科研、临床的热点,随着人们对肥胖的重视度不断提升,肥胖科普教育水平也不断提高,电视台、报纸、网络等媒体对肥胖病的关注长盛不衰,而在西医药无能为力的情况下,中医中药治疗肥胖病的优势得到了认可。突出的表现在:一是中医治未病思想,为防治肥胖病尤其是饮食、运动缺乏引起的肥胖病提供了思路。二是中医中药疗法多样,效果肯定。无论是中药汤剂,还是按摩、针灸、推拿、埋线等,都在一定程度上发挥了减肥的效果。三是中医中药毒副作用较小,受到了群众的好评,对于提升肥胖病患者的治疗效果有了可靠的保证。

但同时,我们也应该看到,中药减肥为困惑的化学药物减肥市场提供了良机,造成了中医中药减肥市场的空前繁荣,也造就了一个混乱局面。突出的表现在保健品借中药上市销售,隐藏很多危险,一些保健品经过国家食品药品监管局的审批,一些没有得到审批却在一定领域销售。各种减肥中药广告满天飞。实际上,拿保健品当药品来进行减肥,存在着不少隐患。如厂家在"纯天然"的减肥产品中添加了西药,如降糖药二甲双胍、治疗甲状腺功能低下的甲状腺素制剂、利尿剂及缓泻药。长期服用此类药物,可能引发低血糖、乳酸酸中毒、心绞痛、电解质紊乱等。

另外,一些中药保健品虽然是保健品,但是是中药,如果不按照中医药的理论使用,仅仅听广告宣传"天然成分""无毒副作用"很可能就会使用不当。如脾虚湿盛的肥胖病患者服用具有泻下作用的减肥药或含有泻下作用中药大黄、番泻叶等成分,就会导致患者脾虚症状进一步加重,不仅不能减肥还增添新病。比如"马兜铃酸肾病"事件,1993 年比利时学者首先发现 2 例女性服中草药减肥治疗后,出现进行性肾间质纤维化,经调查发现该减肥药 15 年未见毒副作用报道,1990 年在原方中加入防己后,发现 9 例患者中 7 例血肌酐于 3 个月内升高 1 倍,肾活检显示广泛间质纤维化。经药物成分分析发现,减肥胶囊中含有马兜铃酸。至 1998 年在比利时有 100 人患马兜铃酸肾病,其中 1/3 已接受肾移植。对于这种类似的情况,一方面与患者的体质、药物的特性有关,另一方面也与把中药当作保健品进行销售的方式有关。虽然中医讲究药食同源,但是按照中医中药理论如性味归经,结合现代研究成果,并突出中医辨证论治思想才是中医减肥药、中医减肥方式更好发挥作用的基本要求。

因此,对当前热火朝天的中医中药减肥市场,我们必须客观看待,既要肯定中医药的优势所在,同时也必须对于一些滥用中医药、错用中医药,以及打中医药旗号进行非法行为的现象进行及时的纠正。

第七章
肥胖病的心理调整与预防教育

　　此书到此,对于肥胖病的知识已经进行了较为详细的论述,对于我们来讲,更希望通过一些科学的手段和技术,采取积极有效的治疗手段控制肥胖病,发挥医疗工作者的力量。但是,在实际生活中,我们不难发现,减肥并不是容易的事情,减肥失败已经不是新闻,而因为减肥导致患者蒙上心理阴影,干扰生活的已不在少数。一些人因为体形肥胖受尽了社会的白眼和冷漠,在学习机会、就业招聘等方面受到挫折。这些事情的存在是人们对肥胖认识不够的表现。我们认为,控制肥胖不仅仅依赖药物和医生的努力,也需要对患者本人及社会群体的积极响应,从心理、社会管理、教育机制上下工夫。

第一节　正确认识肥胖病

　　肥胖有时候并不是问题,关键是心理的认识问题。就如一个网友写道:"我最在意我的身材,也最自卑我的身材……每每想起自己的减肥史,就是那个寒心啊,大学的四年,我似乎都是在辛苦地减肥,'辛苦'地长肥,然后又辛苦地减肥,陷入了一个深度的恶性循环中,心理的压力无限大,每每大家开玩笑的时候,我的神经就无限的脆弱,生怕别人说我胖,慢慢地,我不喜欢在人群中活跃,我觉得自己得了人群恐惧症,慢慢地,我开始寡言少语了……"肥胖会让一个青春少女蒙上心理的阴影,影响交友、日常生活。正确认识肥胖,就要树立正确的美丑观。

一、何为美丑

马克思说过：人们对美的追求是社会进步的象征。随着人民生活水平的不断提高，由简单的丰衣足食迈入了小康社会。物质的极大丰富，也在不断提升着人们对美的追求。在生活中，常常有一些人因为天生容貌不俊俏而自惭形秽，或者因为各种意外而伤害了自己的容貌，从而背上了包袱，抬不起头，影响到自己的工作、学习和生活；同时还有一种社会世俗的压力，比如以瘦为美等，使很多人都加入了减肥的大潮之中，从而出现了中国美容市场的异常繁荣景象。

对此，我们有必要来讨论一下什么是丑、什么是美这一话题。

美与丑是审美文化的积淀。"美"和"丑"是相对而言的，没有一个统一的衡量标准。从古至今谁也没有给"貌美"下个确切的定义，人们对"貌美"和"貌丑"都有自己的评价。但从总体上来讲，美丽主要表现为外在的和内在的美。但因为内在美的含蓄性，人们更多的是关注了外在的美。而这种外在的美，容易让人们产生"美貌效应"。男性对那些自己认为漂亮的女孩会多看几眼，就有了回头率的概念；女孩子也会对自己心仪的男性更加关注。

有人观察，在托儿所、幼儿园里，漂亮的孩子容易讨阿姨的欢心。还有一组调查资料提示，容貌较好的男女学生的平均分，会高于同班容貌较差的学生，原因是他们容易得到老师的宠爱，得到帮助和辅导多，挨批评少。在国外的公司中，俊男靓女虽然智力、能力和勤奋程度并非上乘，但他们却容易得到上司的赏识和提拔，这就是"美貌效应"。

正因为美貌效应的存在，引发了人们对外在美的更多追求。从古到今，从四大美人到今天的世界小姐等各种选美比赛，人们所采取的选美标准，向来都是把外在表现放在第一位的。正如此，从一定程度上讲，外表的美是有一定的尺度和标准的。

二、美丽的标准

1. 脸部美丽标准

尽管生活中漂亮的女孩有时候可能就是一个仅供欣赏的花瓶，也有人对漂亮的脸蛋表现为不屑一顾，但是却不能阻止漂亮脸蛋成为成功、赚钱和生存的通行证,尤其对于女人更是如此。这种不屑恰恰是对漂亮脸蛋有着至关重要作用的反证。

正如生物医学研究人员的推测,漫长的进化在人和生物的神经系统里积淀了某些基本的审美标准和观念,现代心理学的实验使我们稍稍能感受到这种基本的审美观。漂亮的脸蛋也是受文化和民族审美意识的影响。

心理学家做了一个试验,让具有不同文化和不同审美观的不同国家的人在几组照片中挑选他们认为的漂亮者,并给以从低到高的打分。然后由研究人员根据得分的多少把所认为的漂亮者的面部特色输入计算机。研究人员的结论是:美的脸是大众化的脸。这种大众化可以具体描述为,漂亮女性的脸蛋应该是额头饱满、大而明亮的眼睛、嘴唇丰满、颚骨短小和下巴尖细;俊俏男人的面容应该是颚骨宽大、下巴较宽和眉毛粗浓。

国内一些研究人员对中国人公认的一些美女,如影视明星和一些外貌出众的青年女性进行面部测定(文化美学和医学美学的结合研究),获得了一些具体的几何图像和科学数据。可以概括为:美女的脸蛋为椭圆形或瓜子形脸蛋。中国人对英俊男性的脸型的认可标准,即宽脸型比较能代表英雄气概,属于男子汉的阳刚之气。这说明,东西方对男性的容貌审美标准比较一致,即颚骨宽大、下巴较宽和眉毛粗浓。

漂亮的脸蛋还不只是这些标准,和谐与对称同样是脸蛋漂亮与否的重要标准。如面部对称和五官大小相对适宜,各器官之间的距离,以及各个器官在面部的适中比例。多年来东西方医学美学和文化美学的调查表明,漂亮的脸蛋有下面一些和谐比例标准,也是一种数字化标准。

一是眼的宽度为脸宽的 3/10;二是下颌长度为脸长的 1/5;三是眼中心到眉毛的距离是脸长的 1/10;四是正面可见眼球纵长是脸长的 1/14;五是鼻子的面积应占脸部面积的 5% 以下;六是嘴的宽度应为嘴部面宽的 1/2。

2. 身形美丽标准

从理论上讲,女性的身高与体重,四肢与躯干等部位在一定的比例下最美。

(1)上、下身比例:以肚脐为界,上下身比例应为 5:8,符合"黄金分割"定律。

(2)胸围:由腋下沿胸部的上方最丰满处测量胸围,应为身高的一半。

(3)腰围:在正常情况下,量腰的最细部位。腰围较胸围小 20 厘米。

（4）髋围：在体前耻骨平行于臀部最大部位。髋围较胸围大 4 厘米。

（5）大腿围：在大腿的最上部位，臀折线下。大腿围较腰围小 10 厘米。

（6）小腿围：在小腿最丰满处。小腿围较大腿围小 20 厘米。

（7）足颈围：在足颈的最细部位。足颈围较小腿围小 10 厘米。

（8）上臂围：在肩关节与肘关节之间的中部。上臂围等于大腿围的一半。

（9）颈围：在颈的中部最细处。颈围与小腿围相等。

（10）肩宽：两肩峰之间的距离。肩宽等于胸围的一半减 4 厘米。

3. 健美的标准

爱美之心，人皆有之。拥有健美的身体是许多人的梦想。那么，什么是健美的标准呢？一般认为，应该是人体发育好，内脏器官功能正常，骨骼系统成比例发育，肌肉脂肪比例适当，肤色美，动作协调。从这个角度来讲，肥胖是可以对美产生负面影响的，换句话讲，肥胖会严重影响到美丽。

从体形来讲，健美主要要有以下几个方面：

（1）骨骼美：匀称、适度的骨骼。骨骼美在于匀称、适度。即站立时头颈、躯干和脚的纵轴在同一垂直线上；肩稍宽，头、躯干、四肢的比例及头、颈、胸的连接适度。以女性为例，上下身之比为 5∶8。

（2）肌肉美：肌肉美在于富有弹性和协调。过胖过瘦或肩、臀细小无力，胸部不丰满，以及由于某种原因造成的身体某部分肌肉的过于瘦弱或过于发达，都不能称为肌肉美。

（3）肤色美：肤色美在于皮肤细腻、光泽、柔韧、摸起来有天鹅绒之感，看上去为浅玫瑰色的最佳，就是红润而有光泽。这一点，我们中医有着很好的认识，中医认为，"生于心，如以缟裹朱，此五脏所生之外荣也"，是指心气平和时，面部的色泽，就如细白的薄绢裹着朱砂。

美容学博士陈焕然曾根据第 57 届世界小姐总决赛中获得冠军的中国小姐张梓琳进行了一番讲述，很有权威性，可以进行参考。陈博士认为，人的美丽应该具备三个条件：皮肤、容貌与身材。

1）皮肤：最理想的皮肤质感应当是白里透红、红里透粉，在阳光下细看表层隐约有一层细小的绒毛。

2）五官之美：一是同身材比例一样，眼睛水平线的面与脸长的比例应当符合 5∶8；鼻翼为宽，鼻根点至鼻下点间距为长，宽比长也应当符合 5∶8；开嘴时，上、下唇峰间距为宽，两口角点间距为长，宽比长还应当是 5∶8。

3）身材：5∶8被誉为和谐之美的比例。以肚脐为界，上下身比例应为5∶8，符合"黄金分割"定律。张梓琳身高182厘米，三围分别为89厘米、64厘米与89厘米。"美人凹"十分明显，颈粗细均匀、圆润，有一定长度，光滑而没有横纹。胸部丰满适度，腰部纤细，三围和身高相协调。腹部平坦而微凸，肚脐梭形，臀部丰满且微微上翘，没有下坠的感觉。两腿并拢时，两腿间有四个大小不一的菱形间隙。

三、漂亮与美丽的区别

美丽是一个可以涵盖内在和外在的概念。而漂亮是美丽在外在方面的另一种表达。有人就说，美丽和漂亮就像爱和喜欢，是两种不同的东西。但对于人类评价来讲，男人基本上无缘消受美丽和漂亮的称谓，这么好的形容词基本上都是女人的专利品。漂亮和美丽是有质的区别：漂亮只是用来界定一个女人的外形的；而美丽则是用来界定一个女人的整体，是对一个女人从里到外的综合描述。红颜易老，青春易逝，说的都是漂亮，而美丽是永恒于岁月的。

四、肥胖影响美，但不决定着美

正如前面所讲，"美貌效应"是以注重个人外在美为基础的，这就造成了人们对美的欣赏上的一些挑剔和苛刻。有的人因为种种外表的因素包括肥胖等会引起心理上的不适应，常常引出一些烦恼，一些肥胖病患者还背上了沉重的心理包袱。在生活中，也常常会见到，一些爱美女性为了造就窈窕身段所付出的艰辛和痛苦。一些人在找工作时，因为肥胖而遭受歧视，自我感觉差；在应酬交际上，影响积极性。

据美国每日健康新闻网报道，美国天普大学研究发现，肥胖女性拒绝锻炼是因为存在心理障碍。开始时，278名女性做了问卷调查，3个月和12个月后再次接受评估。每次评估时，肥胖女性运动时的心理障碍都比体重正常的同伴大得多。

肥胖确实可以影响到人的漂亮外表，但更重要的是，肥胖并不就意味着丑。对此，我们必须树立正确的观念。这里有几层意思：

1. 人美贵在心灵

看过巴黎圣母院的人都知道，雨果笔下的巴黎圣母院是法国的标志性建筑之一，是一座典型的哥特式教堂，之所以闻名于世，主要因为它是欧洲建筑史上一个划时代的标志,也因为其著作的宣扬。《巴黎圣母院》又称《钟楼怪人》,创作于1831年,是雨果的第一部大型浪漫主义小说。它以离奇和对比手法写了一个发生在15世纪法国的故事:美丽无比的吉卜赛女郎,外表华丽、正派的巴黎圣母院副主教克洛德,他们分别代表了男女的外在之美。然而,作者却把最后的主角定在了丑陋的撞钟老人。巴黎圣母院副主教克洛德道貌岸然、蛇蝎心肠,先爱后恨,迫害吉卜赛女郎爱斯梅拉尔德,面目丑陋、心地善良的敲钟人加西莫多为救女郎舍身。小说中的反叛者吉卜赛女郎爱斯梅拉尔德和面容丑陋的残疾人加西莫多是作为真正的美的化身展现在读者面前的。

这是一个悲惨的故事,看后让人心情难以平复,美与丑其实有时候就在与人开着玩笑。而现实中,我们也更能感觉到,在物欲横流的时代里,我们也看到了各式各样外表鲜华的人做着不规矩的事情,一些长相英俊、风度翩翩的学者、官员堕入学术造假、腐败贪污的泥潭;一些美丽的姑娘不从事正常职业而是堕落到成为三陪女、情人和"二奶"。而现实中一些长相不好但是兢兢业业投入工作,踏踏实实为人民服务,为社会做出了重要贡献的人,如劳动模范、感动中国人物等,他们在我们的心中是美丽的。

2. 人有各自的优势和魅力

有人曾对工作、学习拔尖人才进行容貌调查,发现她们中的大多数人容貌平平,并非美女。她们在学校里用功学习,专心致志,守本分;在工作中踏踏实实,认认真真,很少飘浮油滑。这就是心理学家讲的"弥补效应"。所谓丑女,心中往往暗暗较劲儿:"容貌不如别人,学习和工作要超出别人。"正如盲人们的听觉分外灵敏,跛足人的手特别灵巧一样。

还有人对少年犯和工读学校女生进行调查,有犯罪倾向者大多是被人认为是靓女的人。这当然不是说长得漂亮的女孩都要走下坡路,只是证明"丑女"没有美的压力,不会"因美忘形"。一些靓女最容易受到不适宜的赞扬甚至吹捧,助长了其以"靓"为资本,产生畸形的自满和优势心理,这时容易被坏思想、坏行为所侵袭。丑女则无这些忧虑。另外,丑女很少傲慢,人际关系也比较好,这也是一种优势。

魅力并非是靓女的专利,丑也能获得魅力。有句格言说得好:"鸟美在羽毛,人美在勤劳。"文学巨匠托尔斯泰更有一句名言:"一个人并不是因为美丽才可爱,而是因为可爱才美丽。"一个刻苦用功、埋头做学问有所成就的人,一个心地善良、谦虚谨慎的人,都会产生无穷的魅力。我们不否定貌美的优势,但容貌美只是暂时的,只有心灵和知识才华的美才是永恒的。美的容貌不等于有魅力,而有魅力的人才有真正的美。

3. 审美因时代而变化

随着时代的变化,人们的审美观念也有着很大的不同。如今,我们有许多女孩子信奉骨感美,严格控制饮食,有些女孩子已经很瘦了,但还是不停地吵着身材肥胖,要把减肥坚持到底。其实,以今天的人来认识,有些情况下是美,但要是放到不同的地方、不同的时代,这可能就是丑了。

(1)以肥为美。古代的杨贵妃就是一个很好的例子。古代就有以肥为美,形容"雍容华贵""福态""心宽体胖""发福""小胖孩"等。以肥为美,首推唐代。那个时代的很多作品,都是臃肿肥胖型的,像唐代的仕女图,都是标准的多个下巴;男人的官服,宽大而又气派。这种情况,到现在肯定是不美的表现。然而那个时代,为什么不觉得丑呢? 有人认为与帝王爱胖有关系。唐明皇喜欢杨贵妃,皇宫内三千粉黛佳人,就杨贵妃得宠,不仅是因为美貌,实际上与老年遇知音效应关系更为密切。当然,我们不能用帝王的思想和眼光去判断那个时代。

但现实是,以瘦为美成了社会的共同需求。《环球时报》何申权在《解开以瘦为美的魔咒》一文中就说道,虽然在大多数时候,媒体和舆论并没有明说以瘦为美,但风行的芭比娃娃、世界选美小姐、好莱坞电影明星,处处暗示着社会对人的身材、容貌的期望和评价。无论电视屏幕还是电影银幕,瘦明星的数量更多,而且风头更大;在时装店里,漂亮的衣服仿佛总是为瘦女人量身定做;在T型台上,吸引众人目光、光彩闪耀的模特更是瘦得惊人;再加上减肥产品厂家强大的广告宣传,一切都似乎在编织一张无形的大网,将爱美的女人网在其中。你要是稍微胖一点,就会有被挤压感、被排斥感,会被人嘲笑。而自己消极地接受又会进一步强化社会上这种以瘦为美的观念。就这样,我们几乎无法避免地落入瘦即美、胖即丑的思维窠臼。这也算是对以瘦为美时代的恰当描述。

不过,在今天价值多元化的社会里,对于肥胖和消瘦来讲,已经有了更多的评价标准了。所以,对于肥胖者来说,不能用一种标准或者审美要求约束自己,而要寻找归属于自己的美丽标准和生活态度。

时下,特别流行的千金组合就是一个例子。2006 年 7 月 2 日,南京"千金组合"在舞台上跳起了激情热辣的舞蹈。其成员中,肖杨(队长),徐州人,27

岁,160 厘米,160 千克;沈婧,南京人,23 岁,160 厘米,100 千克;杨烨,常州人,22 岁,162 厘米,110 千克;张雯,天津人,24 岁,165 厘米,105 千克。由肖杨领头,在南京、北京、长沙等地成立胖友俱乐部,举办胖美人选拔大赛。并于今年成立国内第一个胖美人组合"千金组合"。之所以叫"千金",是因为她们的体重总和达到了 1 000 千克。

千金组合是国内第一个也是唯一的胖美人组合,成立后立刻引起社会的广泛关注,并迅速走红,先后应邀参加中央电视台《新闻会客厅》《家庭》《星光大道》,湖南卫视《谁是英雄》《快乐大本营》,阳光卫视《天下女人》,江苏卫视《激情 60 秒》《女人百分百》,河南卫视《沟通无限》,以及北京电视台、山西电视台、山东电视台等著名电视节目。

胖给她们的穿衣、出行带来了很多不便,她们因胖而遭受异样的眼光,也曾因胖而倍感自卑。但是,她们胖而乐观,她们胖而美丽。一首《胖就胖吧》更是唱出了四个胖女孩的心声,反映了胖人们对生活的一种洒脱,投射出了她们也可以创造出自信和美丽,赢得人们的尊重积极心态。

(2)对肥胖的认识要恢复理性:对于人体之美,肥胖确实是一个拦路虎。实践也在证明,肥胖也是人生爱情、婚姻、事业的重要负面影响因素。尽管社会对此已经有了很大的包容,但现实是这种包容还是很脆弱的。因此,对于肥胖的认识,我们应该更多的回归到理性上来。一是要充分认识肥胖及肥胖病给个人和社会造成的严重危害,不能讳疾忌医,要用客观公正的眼光看待这一社会流行性疾病,采取积极有效的措施加以控制。二要树立正确的审美观,要健康,要快乐,要幸福。无论胖瘦,健康都是第一要求,社会应该努力地创造这样的氛围,减少对肥胖人的歧视。

第二节　肥胖病的预防和教育

肥胖的发病,与患者的生活环境和生活方式密切相关,既是一种遗传基因疾病,更是一种行为失调性疾病,因此,对于行为纠正和改良,加强预防教育对于肥胖的治疗具有十分重要的作用。

一、加大肥胖病临床科学研究和知识普及

肥胖发病涉及多个方面的因素,是一个极为复杂的过程;肥胖的危害很大,对于个人和社会都有着十分严重的危害。对于肥胖,社会上流传着各种各样的说法,有以瘦为美、有盲目减肥等,这些情况在呼吁医疗机构和科学工作者站在科学的角度,认真地对待肥胖这一现实性问题。这就要加强对社会群众的科普知识教育,让人们认识肥胖病、了解肥胖病、懂得肥胖发生的来龙去脉,从而能用科学的方法去治疗和防控肥胖病。

国家有关机构要大力开展肥胖病科学研究,更加深入地认识肥胖病的本质,并将研究的成果通过医务工作者及时准确地传达给群众,让社会正确地认识肥胖、知道肥胖病的危害,从而自觉地行动起来,采取积极的措施应对日益严峻的肥胖病蔓延形势。

二、加大健康生活方式的引导

肥胖病的发生很大程度上是人们生活方式不健康造成的,加大对生活方式的引导,是打赢抗肥胖战争的根本。

1. 树立良好的饮食习惯

饮食控制对于防控本病意义重大,既要避免高糖、高脂肪及高热量饮食,改善营养结构,又要改变饮食的习惯。可以依据前边的分析,在饮食的速度、饮食结构、饮食习惯上进行调整,从而吃得健康、吃得科学、吃得营养均衡,减少脂肪堆积,促进人体健康。孩童时期主要是养成规律进食、不偏食、不过量进食;中年人主要是饮食成分科学,降低脂肪和高能量饮食摄入,减少应酬等。老年人饮食习惯已经形成,重点在于加强科学知识教育,正确认识饮食不良习惯进而加以纠正。

2. 养成良好的运动习惯

运动是减肥的良方,同时对于人的健康生活具有极为重要的作用,因此,加强运动,生命之树才能长青。对此,政府一方面要加大对公共体育设施的建设,让人们有地方运动锻炼;同时,家庭和个人也要养成良好的运动习惯,从运动中增强体质,拒绝肥胖。运动贯穿于人生始终,每一个阶段都应该把运动放在重要位置,尤其是家长应该以身作则,要积极建立良好的运动习惯并对孩子

形成良好的影响。生活中常常看到,一些老年人、父母不爱好运动,喜欢看电视等,这样的家庭是很难培育出运动习惯和基因的。

3. 坚持科学喂养婴幼儿

控制肥胖要从娃娃抓起,孩子是祖国的未来和希望。要从孩子出生以后就要对家长积极开展卫生宣传教育,根据不同年龄、工作条件制订饮食结构标准、食量标准及活动量。提倡从新生儿开始就施行科学饮食,合理喂养与营养,并加以行为矫正、心理修复、运动锻炼,保持良好的习惯,限制饮食,增加运动。

4. 养成良好的生活习惯

过度安逸的环境对肥胖病的发生有百害无一利。要从小教育孩子生活中要多些经历,少些安逸。在生活中,要养成良好的习惯去打破安逸的生活,多做活动锻炼。能步行上楼就不要乘坐电梯,能步行跑步就不开车,能走动就不要久坐,减少孩子看电视、静坐的时间。在日常生活中,让自己始终都能够动起来。对中青年人来讲,要保持旺盛的奋斗精神,在工作中要积极进取,在生活中要保留激情,对外在形象要有一定的要求,保持好体形和心态。老年人要学会过好晚年生活,能运动起来,焕发青春活力。

三、建立五级预防体系

增强预防意识是肥胖病防治的关键之一,实际上,近些年来国家层面已经对肥胖病的流行情况进行了干预。肥胖的预防机制应该从政府、专家学者、医疗机构、家庭、个人等几个层面入手,建立一个上下联动的五级预防模式。

政府应开展积极主动的调查研究和促进运动与良好生活习惯形成的措施,促进全面预防,通过健康教育和健康促进,达到改善膳食结构,增加体力活动、戒烟、限酒的健康生活方式,把儿童肥胖、青年肥胖控制作为一个重点。《中国学龄儿童青少年超重和肥胖预防与控制指南》提出,预防儿童肥胖从早期开始。针对处于肥胖易感环境中的儿童,以学校和家庭为基础进行干预,采取饮食调整、身体活动指导、行为矫正方法维持体重正常增加,控制过度增加,实施综合性防治措施。在这方面,学校、家长都应该积极应对,做好教育引导工作。

医疗机构要加强对肥胖病临床和科学研究,进一步深刻认识肥胖病的发病原因、发病机制和危害,并积极探索有效的减肥方式,保障人民健康。

对重点人群做好预防。针对高危人群,例如有家族肥胖病史的,要重点给予教育和指导,防止肥胖的发生。对单纯性肥胖无并发症者,积极进行饮食控制,加强运动,配合中、西药物及针灸、耳针、按摩、气功等措施,使体重逐渐降低。凡儿童、青春发育期、妇女产后及绝经期、男性中年以后或病后恢复期,特别有肥胖家史者尤应注意,应自觉地长期坚持节食与运动的防治原则,避免依赖药物和滥用药物。

四、加强对患者强化教育

患者教育是保证减肥取得良好效果的重要环节,也是预防肥胖发生的重要措施。我们经常会发现一些肥胖者,整日里并不把肥胖当回事,别人讲肥胖危害大,他也是点头承认,但是就是不去采取措施,反而我行我素,以肥胖作为人生快事;而还有一些人,即使采取了一些减肥措施,但是可能阳奉阴违,表面上约束自觉,背后加紧进食。我们还发现一些儿童在采取减肥措施后,家长对饮食限制十分严格,在家中表现良好,但是一段时间后,小孩体重不减反增,查明原因是孩子在上学途中加外餐造成的。生活中还有很多人,在医生的严格要求下,体重下降很快,并且成效显著,但是只要脱离医生视线,或者出院,或者停止治疗,该患者就很快恢复反弹。这种情况一般发生于不自律的患者,在治疗中心医务人员对其进行强制性的要求,运动项目达标、饮食控制、活动量加大,能量消耗很快,结果很快减肥成功。但是一旦脱离这样的强制性环境,患者就会偷偷进食或者恢复到以前的生活状态。因此,对于减肥者来讲,对其进行强化教育是必需的,要不断地教育其认识到肥胖的危害性,要不断地在任何场合加强对患者的监督和制约,没有减肥纪律,减肥是不能够成功的。

总之,肥胖病的预防和教育是一项极为重要的工作,要把工作坚持不懈地开展,深入开展,做到细处,做到实处,真正地从生活方式、饮食方式等角度建立良好的模式,从而有效地预防肥胖的发生,将肥胖消灭在萌芽状态,维护人们的身体健康。

后 记

　　当这本书准备完成收尾工作的时候,作为编者,我们突然有一些很强烈的感受和一些压力。

　　从内心来讲,我们始终抱着一种复杂的心态,这是一本什么样的书? 是一本专业的教材还是一本科学的普及书籍? 出这本书想达到什么样的目的? 如果因为编书的疏忽或者差错而误导群众,那岂不是罪过?

　　在当今研究肥胖病的领域内已经有了一些很优秀的关于肥胖病的著作,当准备考虑编写的时候,也总是无法摆脱这些专家学者的思维路径。在一些问题的认识上,一些学者已经有了很透彻的解说,当我们要规避一种复制思想的时候,在操作上真的无法做到比前人更好的阐释。因此,对于书中的很多内容,首先就要感谢一批优秀的专家学者所进行的有意义、打根基的探讨,他们的成就给予我们这一次编写者深刻的启迪、良好的导引、正确的方向。

　　实际上,正如前边的引路人所进行的探索模式一样,要对肥胖病这一领域的所有著作进行全面的掌握本身就是一个极具挑战的工作,从文献整理再到个人观点的凝练和提出,对于肥胖病的研究就会变得越发的困难。因为在这个看似热门的领域里,我们的研究很多时候根本没有触及肥胖病的本质内容,绝大多数的研究还处于一个探索的边缘,对肥胖病的认识,并不是一个统一的思维、同一的模式。因此,我们也希望以后研究中能从先前的研究中寻找一些新的东西出来。我们认为,这本书不应该仅仅作为一种科普读物而存在,也不能仅仅为了作为一种学术的研究而变得晦涩难懂。我们希望的是一个中间的融合。因而,十分感谢出版社编辑的建议,将此书命名为《肥胖病知识读本》,这不仅带有严肃的学术研究风格,同时又不失为一本良好的科学普及读物,该书由此变得既适应于专业的学者,也适用于普通的百姓;既看得懂、又用得上。

　　由于水平有限,知识面不广,在此为书中的缺漏向读者表示歉意;在书中还援引不少专家学者的观点和文章,特对援引著作的学者们致以感谢。希望读者们积极提供批评建议,以促进肥胖病的研究更加进上一步。

编者

2013 年 3 月

参考文献

［1］邹大进．实用临床肥胖病学［M］．北京：中国医药科技出版社，1999．

［2］杨孟君，丁志平．实用减肥学［M］．北京：中国科学技术出版社，2003．

［3］张洪义．外科手术治疗病态性肥胖症［J］．中国医刊，2004，39（11）：47－48．

［4］孙敏．肥胖外科手术的术前评估及术中护理［J］．中国误诊学杂志，2007，8（4）：1689－1690．

［5］李春生．现代肥胖病学［M］．北京：科学技术文献出版社，2004．

［6］方芳，彭永德．胃肠道激素——肥胖治疗的新希望［J］．中国临床保健杂志，2008，11（2）：168－169．

［7］李松伟，宰军华．减肥调脂胶囊对单纯性肥胖症胃热湿阻证的临床研究［J］．新中医，2007，39（2）：28－29．

［8］宰军华，李松伟．肥胖症中医病机探讨［J］．河南中医，2005，25（1）：44－45．

［9］王永炎．中医内科学［M］．6版．上海：上海科学技术出版社，1997．

［10］何宛翎．肥胖病诊断与防治［M］．吉林：延边人民出版社，2002．

［11］史铁蘩．肥胖症临床诊治手册［M］．上海：上海科学技术出版社，2001．

［12］周勇，丁桂芝．肥胖症病友康复指南［M］．北京：中国医药科技出版社，2001．

［13］陈梅睎，陈思．脂肪因子与阻塞性睡眠呼吸暂停综合征［J］．临床肺科杂志，2012，4（17）：696－698．

［14］邓宗奎，李鸿滨．高尿酸血症、高血压、脂肪肝与体质指数的关系［J］．国际检验医学杂志，2012，2（33）：503－504．

［15］周仲瑛．中医内科学［M］．7版，北京：中国中医药出版社，2003．